W0369201

„Wenn die Haut zum Feind wird“

Gabriela Vonwald

Mein Weg aus der Neurodermitis

Ich widme dieses Buch meinen beiden wundervollen Töchtern Johanna und Julia. Sie hatten viele Jahre eine Neurodermitis - Mutter, haben mit mir gelitten und mich getröstet, und leider haben sie auch meine empfindliche Haut als Erbe mitbekommen.

Ich liebe Euch.

Inhalt

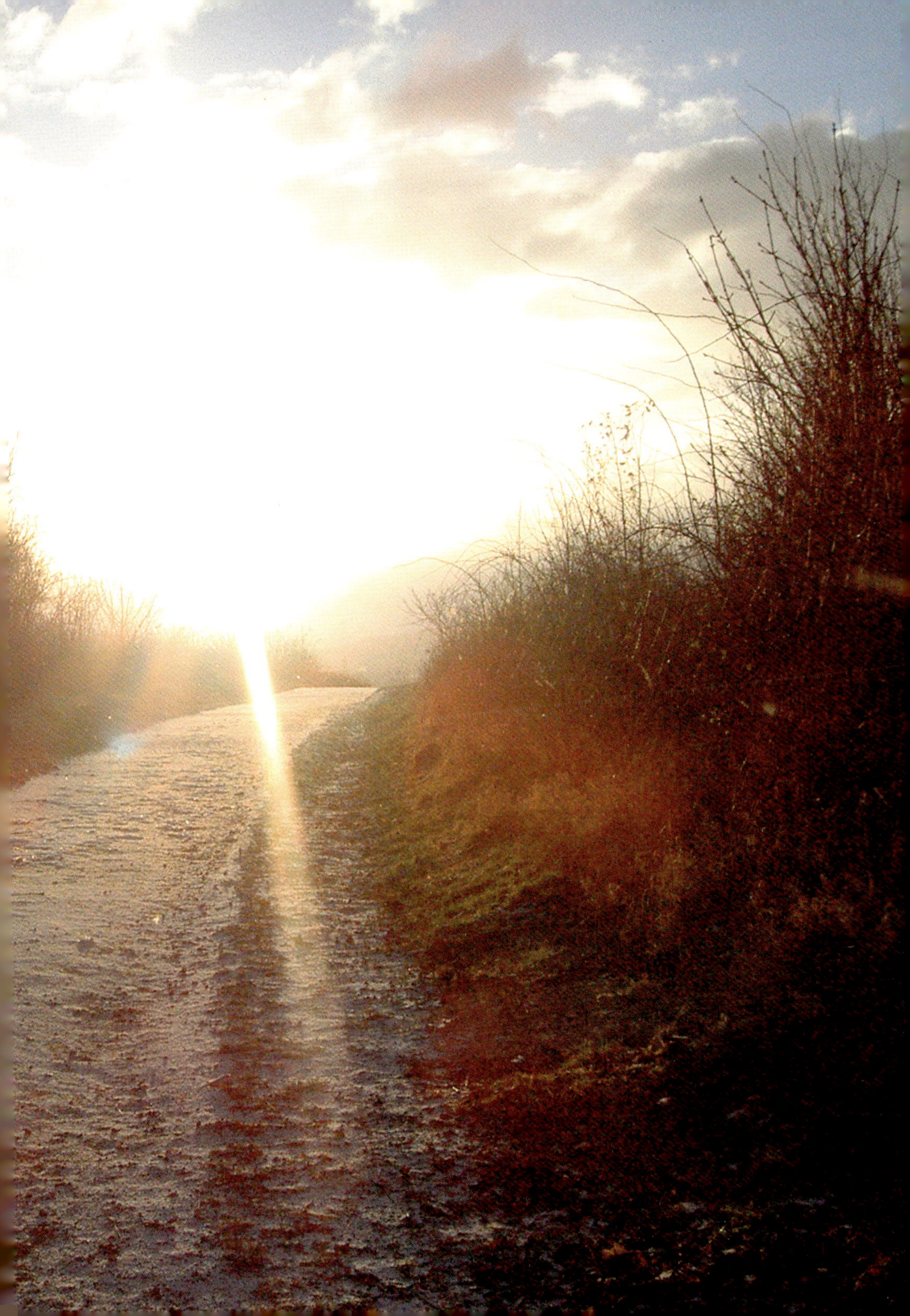

„Das Wesen der ärztlichen
Heilkunst besteht darin,
den Patienten bei Laune zu halten,
während die Natur ihn heilt.“
(Voltaire)

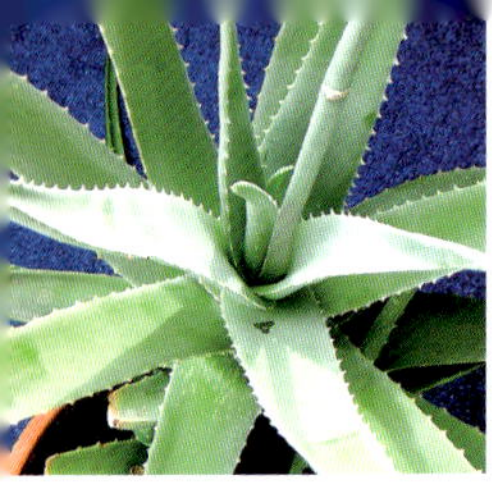

*„Das Wesen der ärztlichen Heilkunst besteht darin,
den Patienten bei Laune zu halten, während die Natur ihn heilt."*

(Voltaire)

Einleitung

Alle meine bisherigen Bücher waren sehr persönlich, „meine Babies", aber dieses hier ist es in besonderem Maße. Das Konzept zu diesem Projekt trage ich schon einige Zeit mit mir herum, trotzdem bin ich immer wieder um die Ausführung herumgeschlichen und habe das simple „Tun" immer wieder verschoben. Wenn Sie mir auf meiner Reise folgen, werden Sie sicher an manchen Stellen wissen, warum.

Erinnerungen können grausam sein, und so ertappe ich mich beim Schreiben immer wieder dabei, dass ich mich kratze, obwohl meine persönliche Neurodermitis seit mehr als 3 Jahren der Vergangenheit angehört. Ich horche plötzlich wieder in mich hinein und kann es manchmal heute noch nicht glauben, dass ich es wirklich geschafft habe.

Ich möchte in diesem Buch nicht nur meinen ganz persönlichen Weg durch die „Vorhölle Neurodermitis" schildern, sondern viele Tipps und Empfehlungen geben, die mir selbst geholfen haben oder die ich in den letzten 4 Jahren rund um meine Vorträge überall im deutschsprachigen Raum erfahren durfte. Neurodermitis, vor Jahren noch eine Randerscheinung und fast ausschließlich als Kinderkrankheit angesehen, ist in das Bewusstsein einer breiten Bevölkerung gedrungen. Man schätzt die Zahl der Betroffenen allein in Deutschland auf 5 Millionen, jeden 5. davon trifft es erst als Erwachsenen so wie mich. Jeder kennt irgendwen, der „das“ auch hat, man muss sich nicht mehr verstecken, es gibt Selbsthilfegruppen und viele Seiten Informationen im Internet. Warum also noch dieses Buch, außer als „Vergangenheitsbewältigung“?

Viele dieser Bücher wurden von Ärzten oder Therapeuten geschrieben, die sicher in ihrer täglichen Praxis oft mit entsprechenden Patienten zu tun hatten, aber sie waren eben nicht betroffen, haben nicht auf der eigenen Haut gespürt, wie unerträglich ein ständiger Juckreiz sein kann, wie es sich anfühlt, wenn man in seiner Bewegung eingeschränkt ist, weil die Haut so trocken und empfindlich ist, dass sie überall aufplatzt.

Und leider hat sich in vielen Ratgebern auch heute noch eines nicht geändert, was mich auch selbst auf der Suche nach Hilfe und Erklärung so oft abgeschreckt und verunsichert hat:

Die meisten – sicher gut gemeinten Tipps – werden mit einem gewissen Fanatismus angeboten und als Wundermittel hingestellt. Wenn es nichts hilft, weil „die eigene“ Neurodermitis nun mal anders ist als die der Nachbarin, der Cousine oder der Arbeitskollegin, liest man zwischen den Zeilen nur allzu oft den Vorwurf, es nicht richtig versucht oder nicht genug Geduld mitgebracht zu haben oder einfach: „Es kann gar nicht sein, dass es nicht wirkt, denn bei........hat es zur völligen Heilung geführt.“

Zusätzlich zu der Krankheit und der Frustration, wieder etwas versucht zu haben, was nicht wirkt, kommen dann auch noch Schuldgefühle dazu. Vielleicht war man wirklich zu nachlässig, hat die empfohlene Diät nicht lang genug oder streng genug durchgeführt, hat gekratzt, obwohl man nicht sollte. Und dann oft genug die Verzweiflung: Bei mir hilft einfach nichts mehr.

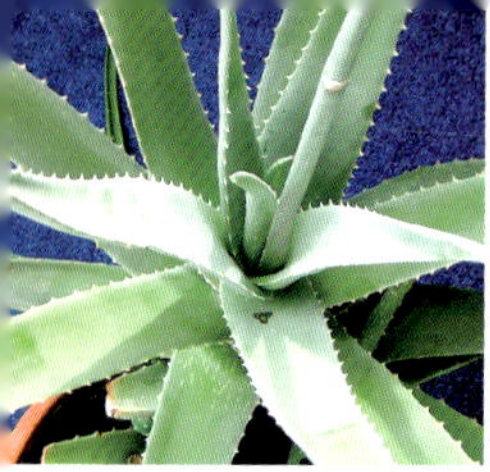

Ich möchte es daher schon am Anfang ganz deutlich aussprechen:

Sie oder Ihr Kind sind nicht schuld an dieser Krankheit. Sie haben keine Fehler gemacht, sich nicht falsch ernährt. Rauchen, Alkohol, Schokolade und Stress sind für die Krankheit vielleicht nicht förderlich, aber all das ist auch nicht der Grund dafür, warum es Ihnen heute schlecht geht. Denn wissen Sie was? Die Wahrheit ist brutal einfach: Man kennt die Ursachen von Neurodermitis schlicht und einfach immer noch nicht! Und bei einer Krankheit, deren Ursachen im Dunkeln liegen, kann man daher auch nur die Symptome bekämpfen, das Leben der Betroffenen ein wenig erleichtern. Vielleicht finden Sie aber selbst auf Ihrem Weg einen Zipfel Ihrer persönlichen Ursache, so wie es ganz offensichtlich auch bei mir war.

Nein, dieses Buch ist kein medizinischer Ratgeber und erhebt keineswegs Anspruch auf Vollständigkeit. Ich würde mich sehr glücklich fühlen, wenn ich einfach nur ein wenig dazu beitragen könnte, Ihr Leben oder das Ihres betroffenen Kindes zu erleichtern.

Der Beginn

Ich weiß nicht, ob die Anfänge meiner Erkrankung den normalen Weg darstellen, aber was ist schon normal? Inzwischen denke ich, jede Neurodermitis beginnt ganz individuell und endet dann gleich.

Ich war 35 Jahre alt, beruflich erfolgreich, Mutter von zwei kleinen Kindern, gestresst, aber nicht unglücklich. Dennoch habe ich später viel darüber nachgedacht, warum es gerade meine Hände getroffen hat – ich war selbstständige Masseurin mit einer deutlich mehr als 40-Stunden-Woche, mehreren Angestellten und dem großen Problem: Keine Zeit für mich selbst.

Eines Tages zeigte sich auf meinem Handrücken eine kleine offene Stelle, nässend und mit starkem Juckreiz. Oberflächlich betrachtet ähnelte es stark einer Fieberblase und mein erster Gedanke war, dass ich mich wahrscheinlich irgendwo verbrannt hatte. Mein zweiter der, ob ich wohl allergisch gegen eines meiner neuen ätherischen Öle sein könnte, und ich tippte spontan auf Latschenkiefer, weil dies seit einigen Wochen mein Favorit war und ich es in viele meiner Massageöle mischte. Das Öl wurde abgesetzt, die kleine Wunde mit irgendeiner Creme versorgt und nicht näher beachtet – zum Kranksein hätte mir sowieso die Zeit gefehlt und zu einem Arztbesuch ebenfalls. Also dokterte ich eine Zeitlang selbst an mir herum, nicht ohne mit einer gewissen Besorgnis festzustellen, dass zu der ursprünglichen Stelle inzwischen einige weitere kleine juckende Bläschen dazu gekommen waren, bevorzugt zwischen den Fingern.

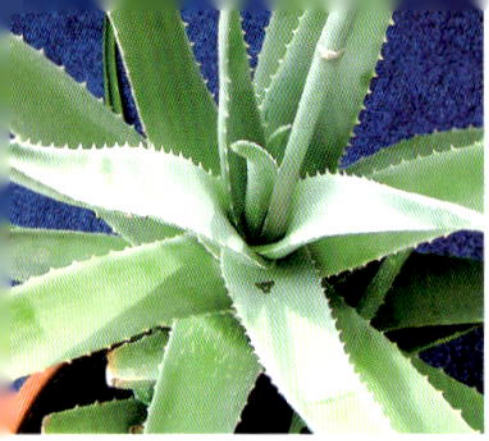

!

Einschub: Mein Tipp:

Gerade, wenn man Neurodermitis erst im Erwachsenenalter bekommt und nie damit zu tun hatte, unterschätzt man den Ausbruch der Krankheit oft. Wenn Sie irgendwo auf der Haut, bevorzugt aber an den Händen, in den Ellenbeugen oder Kniekehlen offene Stellen bemerken, die außerdem vielleicht nässen, sicher aber unerträglich jucken, dann verschließen Sie nicht die Augen, sondern gehen Sie umgehend zum Arzt und zwar gleich zu einem Hautarzt. Neurodermitis wird nicht besser, wenn man sie ignoriert.

Ich bin und war ein sehr disziplinierter Mensch, die Praxis rund um die Uhr voll, daneben hatte ich damals gerade den Wellness-Bereich eines großen Hotels in Wien gepachtet mit Sauna, Dampfbad, Whirlpool und entsprechenden Krediten – an Kranksein oder Schonung war einfach nicht zu denken. Trotzdem waren diese vielen kleinen offenen und wie die Hölle juckenden Stellen in meinem Beruf als Masseurin natürlich eine enorme Belastung. Ich erinnere mich gut, dass wir in dieser Zeit gerade eine Gruppe Geschäftsleute aus Ägypten im Hotel hatten, die alle sehr begeistert und oft zur Massage kamen. Alle diese Männer waren stark behaart. Können Sie sich vorstellen, wie es sich anfühlt, wenn Sie sich in den Finger geschnitten haben und sich in diese Wunde mit Druck ein Haar einreiben?

Als schließlich beide Hände befallen waren, suchte ich endlich einen Hautarzt auf. Dieser Arzt sah mich über einen 1,50 breiten Schreibtisch kurz an, zückte seinen Rezeptblock und eh ich mich versah, war ich auch schon wieder im Warteraum. Keine Diagnose, keine Beratung, das Wort „Neurodermitis" fiel nicht, und ich selbst kam immer noch nicht darauf, dass mich diese „Kinderkrankheit" einfach so aus heiterem Himmel erwischt haben könnte. Ich tippte auf ein Ekzem oder eine Kontaktallergie.

Das Rezept war eine Creme-Mischung aus der Apotheke, die ich mir noch am gleichen Tag besorgte. Der Erfolg zeigte sich innerhalb von Stunden. Natürlich war mir klar, dass nur eine Substanz solch durchschlagende Wirkung haben konnte – Cortison! Eine zweijährige Abhängigkeit hatte begonnen.

§

▸ Hintergrundinformation Neurodermitis:

Erstmals benutzt wurde der Begriff Neurodermitis vor über 100 Jahren, genauer 1891. Nach dem damaligen medizinischen Wissensstand hielt man die Krankheit für eine „cutane“, also die Haut betreffende „Neurose“.
Neurodermitis hat viele Namen. Mediziner sprechen meist von atopischer Dermatitis oder dem atopischen oder endogenen Ekzem. „Atopisch“ bedeutet allergisch und deutet auf eine mögliche Ursache dieser Erkrankung hin, da Menschen mit einer Neigung zu Allergien eher Neurodermitis bekommen als andere. „Endogen“ heißt eine allergische Reaktion ohne äußere Ursache, die „Ursache“ liegt im Menschen verborgen. Die Endung „itis“ hat in der Medizin immer mit einer Entzündung zu tun, es handelt sich also um eine Hautentzündung mit oft allergischem Ursprung. Außerdem finden wir den Wortteil „neuro“, der aus dem Griechischen kommt und „nervlich“ bedeutet. Damit ist einerseits eine seelische Beteiligung an der Erkrankung gemeint, wobei man hier keineswegs Ursache und Wirkung verwechseln sollte, andererseits soll es aber auch ausdrücken, dass bestimmte Nervenendigungen in der Haut mit beteiligt sind. Hauptmerkmal der Krankheit ist der geradezu unerträgliche Juckreiz.

Neurodermitis verläuft typischerweise in Schüben. Leider lässt sich nicht vorhersagen, wann und wie heftig der nächste Schub ausfällt. Bläschenbildung und offene Stellen wechseln mit Phasen der extremen

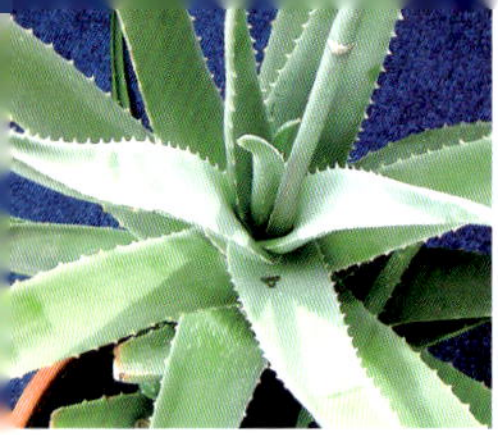

Trockenheit und Rissen in der Haut ab. Die immer wieder offenen und entzündeten Stellen beginnen teilweise zu vernarben, die Haut wird insgesamt dicker.

Sehr oft finden sich Mischformen mit Schuppenflechte (Psoriasis), überhaupt dann, wenn eine Anlage in der Familie vorhanden ist. Hier kommt es dann auch oft zu einer Gelenkbeteiligung. Die Anlage – oder wie der Mediziner sagt: „Disposition" zu Neurodermitis scheint außerdem vererbt zu sein. Oft hat zumindest ein Elternteil selbst Neurodermitis oder eine Allergie oder Asthma. Wenn beide Elternteile daran leiden, liegt die Wahrscheinlichkeit für das Kind bei 75%.

Wundermittel Cortison

Zu kaum einem Thema gehen die Meinungen so auseinander und die Wellen der Emotion so hoch wie dazu, ob Cortison nun ein Wundermittel sei oder ein Werkzeug des Teufels. Es gibt zahlreiche Internetforen, wo sich wildfremde Menschen öffentlich beflegeln, wobei Cortison schon fast wie ein Synonym für „Schulmedizin" gebraucht wird, während Cortisongegner automatisch als Naturheiler hingestellt werden. Leider ist es wie immer im Leben nicht ganz so einfach, und dies sollte ich schon bald am eigenen Leib zu spüren bekommen.

Die „Wundercreme" meines Hautarztes sollte in den nächsten zwei Jahren in dieser oder einer abgewandelten Form zu meinem ständigen Begleiter werden. Ich hatte in meiner Jugend einige Semester Medizin studiert, sah mich daher auch nicht unbedingt als extremen Gegner der Schulmedizin. Gleichzeitig hatte ich aber neben meiner Massagepraxis inzwischen die Heilpraktiker-Ausbildung absolviert und mich in zahlreichen Kursen eher in die eindeutige Richtung der alternativen Heilweisen bewegt. Ich betrachte mich auch heute noch als Botschafter zwischen diesen beiden Welten und versuche immer, für meine Kunden die besten Kompromisse zu finden. Ich muss aber heute gestehen, dass ich für mich selbst während meiner Erkrankung keinen brauchbaren Kompromiss gefunden habe. Zu groß war zwei Jahre lang die Verlockung, sich schnelle Erleichterung zu verschaffen. Cortison kann aber nur eines sein: Ein Mittel für den absoluten Notfall, kurzfristig eingesetzt.

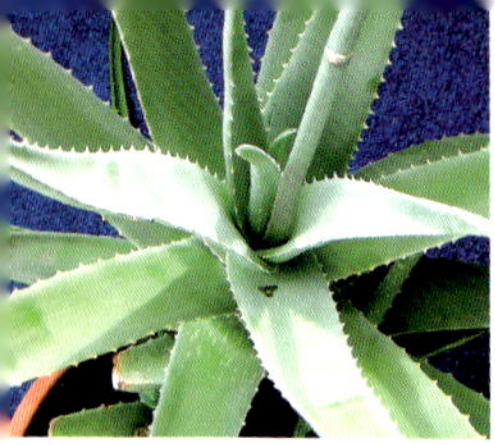

Hintergrundinformation Cortison:

Cortison ist genau genommen kein Medikament, da es täglich vom Körper selbst hergestellt wird. Die moderne Medizin hat sich nur das „Wissen" des Körpers zunutze gemacht. Cortison ist ein Hormon, das in der Nebennierenrinde gebildet wird und zu den Glucocorticoiden gehört. Alle Hormone der Nebennierenrinde sind Steroidhormone und werden hauptsächlich in der Leber abgebaut. Cortisone werden natürlicherweise vom Körper vor allem in Stresszeiten vermehrt ausgeschüttet, da sie zahlreiche Vorgänge steuern, bei denen dem Körper vermehrt Energieträger (Fett und Kohlehydrate) bereitgestellt werden müssen.

Ihre Wirkungen:

- Eiweißabbau
- Fettabbau
- Erhöhung der Zuckerkonzentration im Blut
- Antientzündlicher Effekt, Hemmung von Wundentzündungen und Narbenbildung, aber auch Hemmung der Wundheilung
- Unterdrückung der Immunabwehr
- Hemmung allergischer Reaktionen
- Entmineralisierung der Knochen

Auf Grund dieser Wirkungen werden Cortisone vor allem eingesetzt, um Reaktionen des Immunsystems herabzusetzen und damit einerseits Allergien und Autoimmunerkrankungen, andererseits chronische Entzündungen zu behandeln. Cortison wirkt proliferativ, das heißt, es bremst die Neubildung von Entzündungs- und Gewebszellen.

Bei bestimmten Krankheiten ist es durchaus möglich, dass der Körper selbst zuviel Cortison erzeugt, man spricht von einer Überfunktion und fasst die Symptome unter dem Begriff „Cushing-Syndrom“ zusammen. Die gleichen Symptome finden sich daher auch bei einer längeren Cortisonbehandlung mit Medikamenten:

- Unspezifischer Beginn mit Müdigkeit, Leistungsabfall und Schwäche
- Gesichtszunahme und Fettumverteilung führen zu Stammfettsucht (Fett lagert sich nur an Bauch und Hüften ab, Beine und Arme bleiben dünn) mit Vollmondgesicht und Stiernacken
- Eiweißabbau und Bindegewebsveränderung führen zu Gesichtsrötung, Hauteinblutungen und Rissen im Bindegewebe
- Fettige Haut und Akne, bei Frauen oft Zunahme der Behaarung
- Muskelschwäche durch Eiweißabbau
- Neigung zu Osteoporose
- Zyklusstörungen bei Frauen bzw. Potenzminderung bei Männern
- Depressionen
- Erhöhte Infektanfälligkeit und verlangsamte Wundheilung
- Bluthochdruck
- Als Spätfolge können sich Diabetes, Magengeschwüre oder Grauer Star entwickeln

Alle diese Nebenwirkungen zeigen sich meistens nur bei länger dauernder Therapie oder einer zu hohen Dosis. Cortison ist aus der Notfallmedizin nicht mehr wegzudenken, eine Langzeitbehandlung, auch wenn es sich „nur“ um eine cortisonhaltige Creme handelt, stellt aber einen schweren körperlichen Eingriff dar und sollte gut überlegt werden. Der Teufelskreis entsteht vor allem, wenn man nach einer längeren Behandlungszeit aufhören möchte. Der Körper hat verlernt, selbst Cortison herzustellen, und die Folge ist meistens, dass man für jede Erkrankung anfällig wird, weil das körpereigene Immunsystem ruhig gestellt wurde. Solche Infektionen stellen gerade bei Neurodermitikern eine zusätzliche Erschwernis ihrer Erkrankung dar.

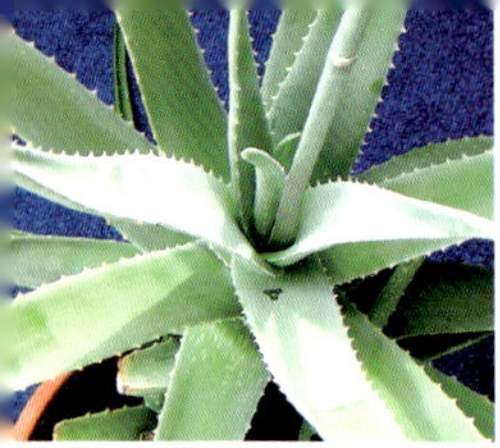

Da ich meine Neurodermitis fast ausschließlich auf den Händen hatte und wie im ersten Kapitel schon geschildert, meine berufliche Tätigkeit abhängig davon war, wie intakt diese Hände ihre Arbeit verrichten konnten, sah ich es als legitim an, mir ohne lange Experimente sofortige Erleichterung zu verschaffen. Schließlich musste ich Geld verdienen, meine Familie erhalten (der Vater meiner Kinder war seit längerer Zeit arbeitslos), Kredite zurückzahlen und außerdem wollte ich meinen Kunden nicht mit unschönen Händen begegnen. Wie würde das bei meinem Beruf denn wohl wirken? Also schmierte ich meine Wundercreme jedes Mal, wenn ich das Gefühl hatte, es würde sich wieder eine neue Stelle zeigen, wenn der Juckreiz zu stark wurde, wenn ich vermehrtem Stress ausgesetzt war (täglich) oder mich einer Situation ohne meine Creme nicht gewachsen fühlte. Ich wusste, dass ich irgendwann aufhören müsste, morgen vielleicht, oder vielleicht würde ich es in ein paar Wochen schaffen, wenn ich Urlaub hatte. Mit diesen guten Vorsätzen zogen die Monate ins Land.

Es war keineswegs so, dass ich mit Cortison völlige Beschwerdefreiheit hatte. Es verging kein Tag, an dem sich nicht neue Stellen zeigten. Meine Haut sah langsam aus wie Pergamentpapier, aber für mich gab es nur ein Kriterium für Wohlbefinden: Ich wollte einfach nur diesen unerträglichen Juckreiz halbwegs im Griff haben.

Es kam eine beruflich etwas ruhigere Zeit, so schlecht sahen meine Hände augenblicklich gar nicht aus. Ich beschloss, jetzt lasse ich die Creme einfach mal weg, wird schon nicht so schlimm sein. Ich fasste diesen Entschluss an einem Nachmittag bei einem gemütlichen Kaffee mit einer Freundin und schmierte an diesem Tag nicht mehr. Voller Zuversicht ging ich zu Bett.

Am nächsten Morgen waren meine Hände eine einzige rote offene Fläche, an manchen Stellen so nässend, dass ich das Gefühl hatte, an der

Bettwäsche kleben zu bleiben. Die Gelenke taten mir weh, meine Augen waren verquollen und der Juckreiz traf mich mit einer solchen Wucht, dass ich etwas tat, woran ich heute am liebsten nicht mehr denken möchte: Ich kratzte mit den Fingernägeln meine wunden Hände, konnte nicht aufhören, selbst als schon Blut floss und meine Kinder mich mit entsetzten Augen ansahen.

Wenn Sie dieses Buch lesen und nicht selbst unter Neurodermitis leiden, dann werden Sie vielleicht bisher gedacht haben: „Wenn es nichts Schlimmeres ist als Juckreiz, wenigstens hat man keine Schmerzen". Glauben Sie mir, vor meiner Erkrankung dachte ich genauso. Dann kratzt man halt einfach nicht, oder?

Heute weiß ich, Juckreiz kann so intensiv und unerträglich sein, dass er den Verstand ausschaltet, dass man bereit ist, sich selbst Schmerzen und schwere Schäden zu zuführen, weil man einfach nicht mehr anders handeln kann, als kratzen bis das Blut fließt. Sie alle kennen Mückenstiche, wir alle wissen, dass man da eigentlich nicht kratzen darf, aber dennoch hält sich niemand wirklich daran. Und jetzt stellen Sie sich einfach vor, Sie hätten einen schweren Sonnenbrand, dazu hätten Sie sich mehrere Schnittwunden zugefügt, und auf dieser Haut werden Sie von zahlreichen Mücken gestochen – nicht ein Stich, sondern jeder Zentimeter Ihrer Haut ist übersät davon. Und jetzt kratzen Sie auf dieser von Sonnenbrand geschädigten mit Schnittwunden übersäten Haut so, wie Sie normalerweise bei einem einzelnen Mückenstich kratzen würden. Verstehen Sie jetzt, warum man sagt: Wenn ein Neurodermitiker einen einzigen Wunsch frei hätte, würde er lauten, es soll nicht mehr jucken?

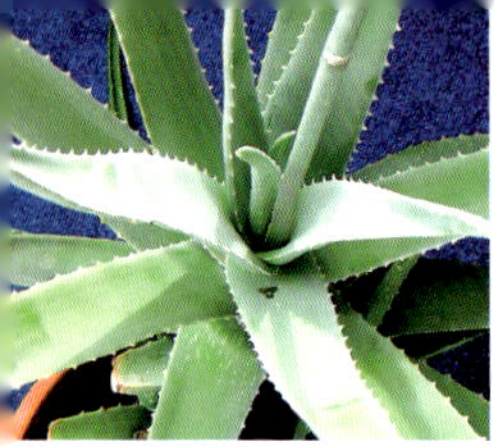

§

‣ Hintergrundinformation Juckreiz

Unser Sinnesorgan Haut enthält zahlreiche Wahrnehmungsstellen für ganz unterschiedliche Empfindungen. Wir spüren Kälte und Wärme, Druck, sanfte Berührung und Schmerz. Nur für das Phänomen Juckreiz kennt man keine solcher Rezeptoren. Wie Juckreiz entsteht, darüber ist sich die Wissenschaft noch immer nicht im Klaren. Man vermutet heute, dass Schmerz und Juckreiz über die gleichen Wahrnehmungsstellen der Haut aufgenommen werden, dass es sich also um zwei Spielarten ein und derselben Sinneswahrnehmung handelt. Während des Kratzens wird der Rezeptor endgültig auf Schmerz umgestellt oder sogar zerstört, wenn man nur tief genug in die Haut und das Unterhautgewebe vordringt. Schmerz ist scheinbar leichter zu ertragen als Juckreiz.

Ich hatte an diesem Tag frei, wollte eigentlich etwas mit den Kindern unternehmen, aber ich fühlte mich schwer krank. Meine Hände nässten und besonders auf den Fingerkuppen – bei meinem Beruf sicher die am besten durchbluteten Stellen – zeigten sich unter der Haut, falls man überhaupt noch von Haut sprechen konnte, stecknadelkopfgroße Bläschen. Gegen Mittag entdeckte ich bei einem Blick in den Spiegel eine Fieberblase, nicht am Mund sondern unter der Nase, so groß wie eine Euro-Münze.

§

‣ Hintergrundinformation Zweitinfektionen

Durch die eingeschränkte Immunabwehr ist die Neigung zu Infektionen beim Neurodermitiker groß. So können Bakterien, Viren und Pilze leichter in die Haut eindringen als beim gesunden Menschen. Auch auf der gesunden Haut existieren normalerweise verschiedene Bakterienstämme. Zu eitrigen Erkrankungen führt dies aber erst, wenn die Zahl der Bakterien ansteigt oder es sich um besonders aggressive Keime handelt. Beim Neurodermitiker, bei dem die Abwehrlage herabgesetzt, der Säureschutzmantel durchlässig ist und sich viele kleine Risse in der Hornschicht der Oberhaut befinden, treffen alle diese Bakterien auf ideale Zustände, um sich unkontrolliert zu vermehren und einzudringen. Neurodermitikern macht meistens vor allem ein Virus zu schaffen, unter dem die meisten Menschen irgendwann einmal leiden (99,9 % der gesamten Bevölkerung trägt dieses Virus in sich), mit dem sie aber im Normalfall spielend fertig werden, dem Herpes-Virus, besser bekannt als Auslöser so genannter „Fieberblasen". Im akuten Zustand eines Neurodermitikers können solche Herpesviren schwere, mit Fieber einhergehende Komplikationen auslösen, die sich manchmal Wochen hinziehen.

Abends hielt ich es nicht mehr aus und cremte Hände, Unterarme und Gesicht großzügig aus meinem Vorratstopf ein, schon nach Stunden spürte ich eine erste Erleichterung, wenigstens würde ich schlafen können.

Nach diesem grauenhaften Tag stand mein Entschluss fest: Ich würde versuchen, mich langsam meines Cortison-Konsums zu entwöhnen. Heute weiß ich, dass ich das auch geschafft hätte, wenn ich mir gleichzeitig eine Auszeit von einigen Wochen genommen hätte. So aber musste ich weiterhin massieren, überheizte Räume und ständige Beanspruchung der Hände hineinnehmen. Aber ich versuchte es trotzdem ernsthaft, schmierte einige Tage, versuchte dann, immer wenn ich frei hatte, aufzuhören – die Resultate waren jedes Mal so, wie oben geschildert. Inzwischen hatte ich mich am Fußpilz eines Kunden infiziert, meine Fingerkuppen mit Ausnahme der beiden Daumen sahen aus wie eine zerklüftete Kraterlandschaft, die Kuppe meines rechten Ringfingers war so zerstört, dass man tief ins Gewebe sehen konnte und ich mich ohne einen Verband nicht mehr unter die Menschen traute. Außerdem dachte ich 24 Stunden des Tages nur noch an Kratzen.

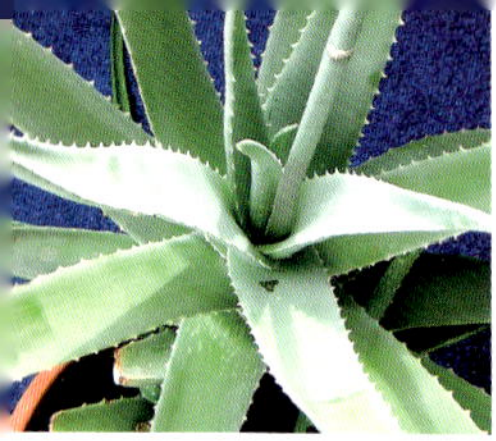

!

Mein Tipp Thema Juckreiz:

Kälte kann den Juckreiz vorübergehend lindern. Halten Sie immer ein Coolpack im Kühlschrank bereit, dass Sie dann im Anfall einfach auf die Haut drücken. Dies ist auch einer der Gründe, warum ein kühles Bad wohltuender ist als ein heißes. Auch feuchte Umschläge haben sich bewährt, weil sie dem Körper durch die Verdunstung Wärme entziehen. Besonders gut funktioniert dies mit einem Zusatz von Kaliumpermanganat aus der Apotheke. Ein wenig davon in nur lauwarmes Wasser, dann eine Stoffwindel oder Ähnliches darin tränken und gut feucht auf die Hautstellen auflegen. So lange oben lassen, bis der Stoff fast trocken ist.

Inzwischen waren seit den Anfängen und den ersten kleinen Stellen fast zwei Jahre vergangen, ich war ein nervliches Wrack und ich sah täglich in den Augen meiner Kinder die Angst und das Entsetzen. Insgesamt hatte ich zu diesem Zeitpunkt 11 Hautärzte „verbraucht", niemand hatte wirklich eine Lösung für mich. Ich selbst hatte alles probiert, was ich nur irgendwo gehört oder gelesen hatte, war empfänglich für jedes „Wundermittel", aber am Ende meiner Kräfte.

In diesem Zustand versuchte ich wieder einmal einen neuen Hautarzt und kippte ihm sofort alle bisher verschriebenen Medikamente und Cremen auf den Schreibtisch – ein großer Plastikbeutel voll. Was dann passierte, werde ich nie vergessen, obwohl auch dieser Arzt mich nicht wirklich „gesund machen" konnte. Er warf einen kurzen Blick darauf, holte seinen Papierkorb unter seinem Schreibtisch hervor und schob alles mit einer weit ausladenden Geste hinein. Dann kam er um den Schreibtisch herum, nahm meine Hände in seine, sah mich an und meinte mit fester Stimme: „Das kriegen wir hin."

Erst später ist mir bewusst geworden, dass dieser Arzt der erste war, der meine Hände nicht nur aus der sicheren Entfernung betrachtet hat, sondern sie wirklich angefasst hat – ein unglaubliches Gefühl, ich fing sofort zu weinen an.

!

Einschub:

Wenn Sie selbst mit Neurodermitikern zu tun haben, vergessen Sie bitte nie: Neurodermitis ist nicht ansteckend, es darf angefasst und gestreichelt werden!!

Er sagte mir klipp und klar, dass man in meinem Zustand ganz ohne hoch dosierte Medikamente nicht auskommen würde, dass er mir aber – mein Einverständnis vorausgesetzt – nicht wieder Cortisoncremen in abgeänderter Dosierung verschreiben, sondern mir diesmal etwas für die innere Einnahme verabreichen würde, nur eine ganz kurze Zeit, 14 Tage, aber sehr hoch dosiert, ein Medikament, das die Zellteilung ähnlich einer Chemotherapie verhindern würde. Ich war mit allem einverstanden, denn eigentlich wollte ich zu diesem Zeitpunkt nur noch sterben. Vorher fragte er mich noch, ob ich meine Familienplanung abgeschlossen hätte, für die nächsten 2-3 Jahre wäre eine Schwangerschaft nicht ratsam. Ich war 37, hatte zwei gesunde tolle Kinder, ein weiteres war wirklich nicht mein dringendstes Problem.

Ich schluckte noch am gleichen Abend die erste Tablette (ein Warnhinweis, nicht schwanger zu werden, fand sich auch auf der Schachtel, auf dem Beipackzettel und nochmals auf der Innenverpackung.) Vorsorglich hatte ich mich entschlossen, die Praxis diesmal für die Dauer der Therapie zuzusperren.
Ich weiß bis heute nicht, welches Teufelszeug ich da wirklich schluckte, es war mir auch egal. Meine Hände sahen zu diesem Zeitpunkt aus, als hätte jemand mit einem Fleischklopfer stundenlang darauf herumgeschlagen.

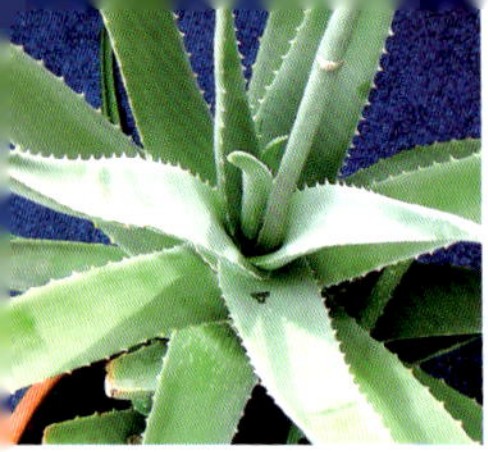

Ich schlief viel, kämpfte mit Übelkeit, aber meine Hände besserten sich wirklich. Gegen Ende der zweiten Woche wachte ich morgens auf und hatte alle meine Wimpern neben mir auf dem Kopfpolster liegen. Ich sah aus wie eine Schildkröte, aber wenigstens keine Fieberblasen, kein Juckreiz, keine offenen Stellen, nur eine so trockene Haut, dass es bei jeder Bewegung staubte.

Dieser paradiesische Zustand hielt etwa drei Monate an, dann zeigten sich wieder erste Stellen. Diesmal war mir aber klar: Nie wieder Cortison. Ich würde es ohne schaffen!

!

Einschub, Mein Tipp:

Cortison ist ein wunderbarer Helfer für absolute Notfälle. Ein solcher Notfall rechnet sich in Tagen – nicht in Wochen und schon gar nicht in Monaten, ob es sich jetzt um eine Creme handelt, um Tabletten oder um Infusionen.

- Eine höhere Dosis über einen kurzen Zeitraum ist nach meiner Erfahrung besser als immer währende kleine Zumischungen über Monate und Jahre.
- Verwenden Sie Cortison immer zur gleichen Tageszeit, also kein Dauerschmieren über den Tag verteilt. Auch unser Körper produziert Cortison in einem bestimmten Tagesrhythmus. Diese körpereigene Produktion wird am wenigsten behindert, wenn die Einnahme oder Anwendung in den frühen Morgenstunden (zwischen 6.00 und 8.00) erfolgt. Da gerade bei Neurodermitis oft schwere Schübe in der Nacht auftreten, kann man dann vor dem Schlafengehen nochmals eine zweite Dosis nehmen. Lassen Sie, um nicht in Versuchung geführt zu werden, die Creme am besten zuhause im Badezimmer, nicht in der Handtasche
- Setzen Sie die Creme oder die Tabletten nicht ganz plötzlich

!

ab, sondern schleichen Sie sich aus. Der Körper stellt während der Therapie die eigene Produktion ein. Bei einem plötzlichen Absetzen, kann es zu einem gefährlichen Kreislaufversagen oder sogar Schock kommen, da der Körper das Hormon dringend braucht. Er muss erst wieder lernen, es selbst herzustellen.

- Gegen die Zweitinfektionen (Herpes, Erkältungen, Pilze etc.) ist es besser, kurze Zeit Antibiotika zu nehmen. Cortison treibt die Symptome nur in den Körper zurück, sperrt sie ein. Wenn man dann Cortison absetzt, kommen alle Symptome geballt wieder ans Licht.

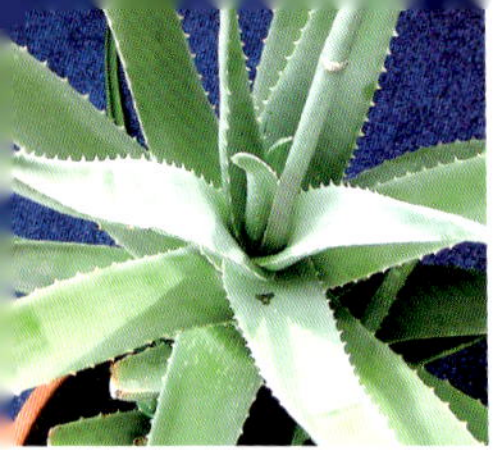

Körperpflege

Alle chronischen Erkrankungen – und dazu zählt auch die Neurodermitis – haben eine Gemeinsamkeit, die das Leben für die Betroffenen oft so schwer macht: Viele kleine Tätigkeiten und Handgriffe des Alltags, die für einen gesunden Menschen nicht der Rede wert sind, werden für den Kranken zu einem Problem. Jeder Handgriff, der erschwert ist, kostet wieder Zeit, alles dauert länger, es ist oft zum Verzweifeln. Bei Neurodermitis ist dies vor allem das Thema „Körperpflege".

Unsere Haut macht etwa 1/6 unseres gesamten Körpergewichts aus und hat aufgespannt eine Größe von ca. 2 qm. Die Haut ist auch Ausscheidungsorgan, alles, was wir an „Giftstoffen" zu uns nehmen, wird also auch über die Haut ausgeschieden, im Normalfall über den Schweiß. Gerade Neurodermitiker schwitzen aber nur sehr schwer, manchmal eines der ersten Zeichen.

Die Haut eines Neurodermitikers braucht sehr viel rückfettende Substanzen, dazu Feuchtigkeit, manchmal in akuten Phasen eine Spezialcreme. Viele herkömmliche Produkte werden schon lange nicht mehr vertragen. Mein Badezimmer sah oft aus wie eine Mischung aus Apothekenhinterzimmer und chemischem Labor. Jetzt hatte ich noch das Glück, dass sich bei mir alles auf die relativ kleine Fläche von zwei Händen und zwei Unterarmen beschränkt hat. Ich habe aber in den letzten vier Jahren viele liebe Menschen kennen gelernt, die am ganzen Körper betroffen waren und allein für das Eincremen ihrer Haut am Tag zwei Stunden zusätzliche Zeit veranschlagen mussten.

Ein großes Problem ist jede Berührung mit Wasser. Auch ein gesunder Mensch kennt das paradoxe Phänomen, dass das feuchte Element Wasser die Haut austrocknet.

Dem Badewasser sollten Neurodermitiker daher unbedingt immer rückfettende Zusätze beimischen.

!

Mein Tipp:

Geben Sie Ölzusätze erst in der zweiten Hälfte des Bades ins Wasser. Zuerst nimmt die Haut Feuchtigkeit auf; das Öl sorgt dann dafür, dass die Feuchtigkeit auch drinnen bleibt. Nicht abtrocknen.

Es gibt dafür in der Apotheke hervorragende Ölbäder. Aber was ist mit dem täglichen Händewaschen. Ich sagte es schon, ich war selbständige Masseurin. Zu Recht hat sich jeder meiner Kunden erwartet, dass ich mir vorher und nachher die Hände waschen würde. Meistens eine echte Tortur. Oft musste ich schon die Zähne zusammenbeißen, wenn ich nur feuchte Wäsche aus der Maschine nehmen musste und in der Eile auf Handschuhe vergessen hatte.

!

Hier ein kleiner Tipp aus der Hochblüte meiner Erkrankung:

Nehmen Sie für die Zwischendurch-Reinigung Baby-Öltücher. Eine weitere Möglichkeit: Kaufen Sie sich eine Creme mit einem hohen Anteil an natürlichen Wachsen oder Ölen und verwenden Sie diese VOR der Handwäsche. Die Wachse erzeugen auf der Haut einen Schutzmantel, an dem das Wasser abperlt. Die Reinigungskraft bleibt aber erhalten. Ich selbst verwende auch heute noch dafür eine Mischung aus Propolis und Aloe vera.

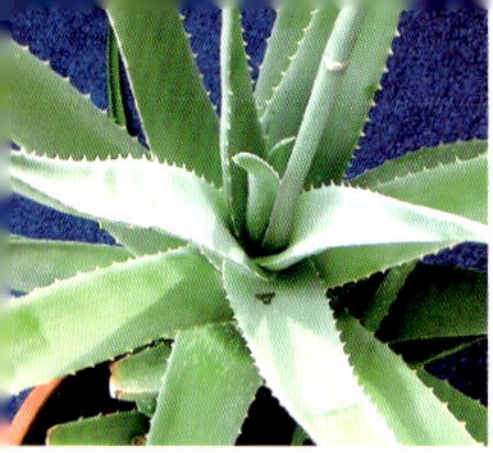

In den ersten Jahren habe ich so ziemlich alle Empfehlungen von Ärzten, Apothekern, Selbsthilfegruppen oder simplen populären Gesundheitszeitschriften zu diversen Cremen ausprobiert, mal mit mehr, mal mit weniger Geduld. Bei manchen Produkten wusste ich schon nach ein paar Stunden: Das ist nichts für mich. Schlimmer waren die Cremen, bei denen man sich wieder Hoffnung machte, endlich das Richtige gefunden zu haben, um dann nach Tagen oder wenigen Wochen zu wissen: Leider wieder daneben. Heute weiß ich auch, dass es nichts bringt, wenn man nur einzelne Bausteine der Körperpflege austauscht, also zwar eine wunderbare Handcreme findet, aber das gleiche Shampoo wie immer, das gleiche Waschmittel, die gleiche Seife, die gleiche Nachtcreme verwendet, ja sogar bis hin zum Makeup oder Lidschatten. Neurodermitis entsteht, weil unsere Haut wachsamer und empfindlicher ist. Das ist sie natürlich bei allen Produkten, mit denen wir sie in Berührung bringen. Wenn Sie also einen Wirkstoff gefunden haben, der Ihnen gut tut, dann versuchen Sie, Ihre gesamte Pflege auf diesen Wirkstoff umzustellen. Bei mir war es die Aloe vera, wie ich in einem eigenen Kapitel noch genau schildern werde. Als ich die endlich entdeckt hatte, bin ich mit einem großen schwarzen Müllsack durch alle Räume gegangen und habe konsequent und ohne Rücksicht darauf, ob ich ein Produkt gerade erst gekauft hatte oder nicht, alles entsorgt, was nicht in dieses neue Konzept hineingepasst hat.

Es dauerte außerdem einige Jahre, bis ich durch einen Zufall in einen Vortrag hineinrutschte, der meine gesamte Einstellung zum Thema Kosmetik/Körperpflege veränderte und ganz entscheidend, wie ich glaube, zu einer Verbesserung meiner Neurodermitis beigetragen hat. Dieser Vortrag – ich erinnere mich nicht mehr an den genauen Titel oder Inhalt – wurde von einer jungen Frau gehalten, die früher als Chefkosmetikerin in einer großen Firma gearbeitet hatte und an diesem Abend Naturprodukte vorstellte. Ich habe sogar den Namen der Firma vergessen, aber es fiel ein Satz, der mich geradezu elektrisiert hat: „Verwenden Sie, vor allem, wenn Sie zu Allergien neigen, keine Produkte, die Paraffin enthalten." Das war es!! Nicht nur, dass ich mir sicher war, in meinem Badezimmerkasten viele

Produkte vorzufinden, die diesen Stoff zum Inhalt hatten, waren doch auch fast alle Massageöle und Gleitmittel auf Paraffin-Basis hergestellt. Außerdem verwendete ich für meine übergewichtigen Damen seit Jahren eine „Anti-Cellulite-Creme" zur Entschlackung, die diesen Wirkstoff in besonders hohem Masse enthielt.

§

Hintergrundwissen Paraffin:

Paraffin ist rein chemisch gesehen ein Gemisch aus verschiedenen gesättigten Kohlenwasserstoffen (Alkanen). Es ist wachsartig, leicht brennbar, geschmacks- und geruchlos, Wasser abstoßend, ungiftig.
Paraffin ist ein Abfallprodukt bei der Erdölraffination. Paraffin darf im fertigen Treibstoff nicht mehr enthalten sein, es würde das Auto oder noch schlimmer, das Flugzeug, kaputt machen, weil es kleinste Düsen verstopft und Gummi zersetzt. Hauptabnehmer von Paraffin ist heute die Kerzen- und die Kosmetikindustrie, da Paraffin als Grundlage fast aller Cremen und Salben dient.

Andere Bezeichnungen in der Kosmetik:

- Mineralöl (Mineral oil),
- Paraffinum Liquidum,
- Paraffin Wax,
- Paraffin Oil,
- Petrolatum,
- Cera Microcristallina,
- Microcristalline Wax,
- Ozokerit,
- Ceresin

Man könnte jetzt bösartig sagen: Was für unser Auto zu gefährlich ist, schmieren wir uns dafür ins Gesicht!

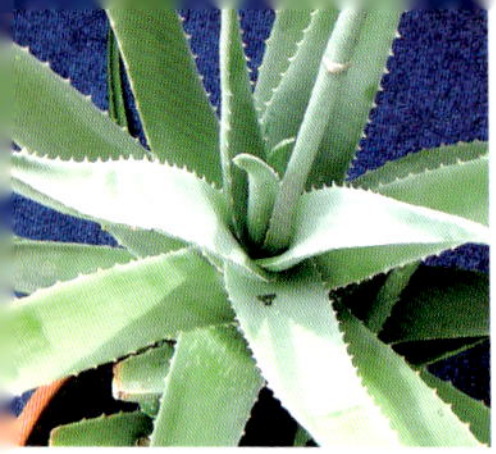

Paraffine bilden auf der Haut einen Film, der nicht wasserlöslich ist. Wenn Sie sich diesen Film wie eine dicht anliegende Plastikfolie vorstellen, liegen Sie ungefähr richtig. Unter dieser Plastikfolie passieren einige sehr unschöne Dinge, die auch für die normale, gesunde Haut eigentlich nicht erwünscht sind, für die kranke Haut aber geradezu zum Verhängnis werden können:

Zunächst entstehen unter dieser Plastikschicht einfach vermehrt künstliche Mitesser bis hin zu Akne. Frauen mittleren Alters schauen nach einer Weile plötzlich wieder so aus wie in der Pubertät.

Unter dem luftdichten Abschluss entwickelt sich ein permanenter Wärmestau, der zunächst einmal dafür sorgt, dass sich Blutgefäße erweitern (besonders schlimm, wenn man ohnehin schon unter erweiterten Äderchen leidet und sich immer fragt, wo man die denn eigentlich her hat). Diese Wärme sorgt aber auch für eine stärkere Verdunstung der körpereigenen Feuchtigkeit. Nur kann diese Feuchtigkeit nicht entweichen, denn über allem liegt ja unsere Plastiktüte. Es passiert das Gleiche wie beim Kochen: Die Tropfen sammeln sich innen am Deckel, schließlich saugen sich die Hornzellen der obersten Hautschicht mit diesem Wasser voll und sehen richtig prall und glatt aus. Das ist die „Wirkung" die wir außen sehen – tolle Creme, oder? Nur leider brauchen diese oberflächlichen, eigentlich ja schon abgestorbenen Zellen, diese Feuchtigkeit nicht, sondern die darunter liegenden noch lebenden Hautzellen, denen man diese Feuchtigkeit vorher weggenommen hat. Manchmal dauert es Jahre, bis wir erleben und sehen, was wir angerichtet haben.

Eine echte Feuchtigkeitscreme würde alle Hautschichten schnell durchdringen und die Feuchtigkeit in den unteren Schichten speichern. Solch eine Creme verursacht nicht nur einen rutschigen Effekt auf der Oberfläche wie bei einer Paraffincreme, sondern lässt die Zellen

„arbeiten", was sich manchmal einfach als Kribbeln bemerkbar macht. Vom Anwender wird dieses Kribbeln dann völlig zu Unrecht als Unverträglichkeit gewertet. Man steigt wieder um auf eine Creme mit viel Paraffin, die sich so samtig zart auf die Haut legt. Wie es darunter ausschaut, interessiert offenbar nicht.

Durch die wasserunlöslichen Paraffine wird außerdem der Säureschutzmantel der Haut nach und nach immer schwächer und kaum noch aufgebaut. Damit gibt es keinen natürlichen Schutz mehr. Wenn man dann aufhört, paraffinhaltige Produkte zu verwenden und vielleicht auf Natur umsteigt, kommt es zunächst zu einer starken Schuppenbildung, alle Hautzellen erneuern sich. Leider schließt der Konsument dann: „Das neue Produkt vertrage ich nicht".

Und schließlich erfordert die Verwendung einer paraffinhaltigen Creme eine erstklassig gereinigte Haut mit intakter Oberfläche, denn unter dem luftdichten Abschluss können sich sonst Bakterien ungehindert vermehren. Dass es bei einem Neurodermitiker immer wieder zur übermäßigen Ansiedlung von Bakterien kommt und die Hautoberfläche wohl alles andere als intakt ist, darüber brauchen wir wohl kein Wort verlieren.

Jetzt möchte ich in meinem Eifer nicht so weit gehen, jeden kleinen Zusatz von Paraffin in Grund und Boden zu verdammen, manchmal braucht man einen kleinen Gleiteffekt, zum Beispiel beim Massieren. Das Produkt soll eben nicht so schnell eindringen. Oder man braucht einen gewissen Kälte- oder Arbeitsschutz auf der Haut. Nur sollte Paraffin nicht der Hauptinhaltsstoff einer guten Pflegecreme sein. Wie man das herausfinden kann? Nun es gibt eine Deklarationspflicht, und zwar müssen alle Inhaltsstoffe in absteigender Reihenfolge ihrer enthaltenen Menge aufgelistet sein. Der Stoff, der als erstes auf der Tube steht, von dem ist auch am meisten enthalten, vom zweiten am zweit meisten usw.

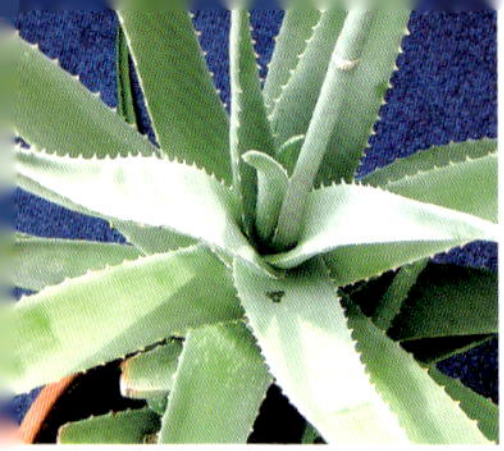

Über den Daumen gepeilt kann man sagen: Die ersten 3 Namen auf der Packung sorgen für etwa 80% des gesamten Inhalts. Und nun gehen Sie doch einfach mal zu Ihrem Badezimmerkasten und drehen Sie den Tiegel um, den Sie gerade im Gebrauch haben. Ich wette mit Ihnen, an erster Stelle steht „Aqua" also einfach Wasser, an zweiter Stelle irgendein Mineralöl. Gratulation, das rechtfertigt natürlich den hohen Preis einer Nachtcreme.

Mit diesem Wissen im Hinterkopf gehen Sie doch mal mit offenen Augen durch einen Drogeriemarkt. Aber prüfen Sie nicht nur die großen Kosmetikmarken, sondern auch die Baby- und Kleinkinderprodukte. Auch hier die gleiche Verteilung. Das heißt, wir ruinieren unseren Kindern bereits seit dem Säuglingsalter die natürliche Schutzschicht. Und dann wundern wir uns, wenn sich unsere Haut im Erwachsenenalter buchstäblich ankotzt, streikt, keine Reserven mehr hat?

Ach ja, und wenn Sie schon dabei sind, überprüfen Sie doch auch gleich die billige Ringelblumen- oder Aloe- oder Was-weiß-ich-kräutercreme und schauen sie nach, wo diese Stoffe alle stehen. Meistens an allerletzter Stelle, was nichts anderes bedeutet, als dass sich auch noch einige Spuren Ringelblume finden lassen, wenn man intensiv danach fahndet. Wollten Sie das?

Ich habe jedenfalls durch meine leidvolle Erfahrung gelernt. Mir kommt heute keine paraffinhaltige Creme mehr ins Haus, weder ins Gesicht, noch auf den Popo. Bei guten Produkten steht der Wirkstoff an erster Stelle. Diesen Preisunterschied zahle ich gern, denn nur für Wasser und Erdölabfall sind auch 1,50 Euro zuviel.

Die fett- und feuchtigkeitsarme Haut des Neurodermitikers benötigt natürlich noch ganz besondere Pflege. In den akuten Phasen überwiegen Rötung, Überwärmung, Bläschenbildung, nässende Stellen. Hier verlangt die Haut nach Kühlung und wasserreichen Produkten, also Gels oder Öl-in-Wasser-Emulsionen. Auch bei Aufenthalt in überwiegend stark geheizten Räumen empfiehlt sich diese Variante.

!

Mein Tipp:

Kühlende Gels und Cremen im Kühlschrank aufbewahren.
Hilft doppelt gut.

Man könnte sagen: Je entzündlicher die Haut, desto fettärmer die Behandlung. Auch Gerbstoffe wie beispielsweise Zinkoxid haben sich in dieser Phase bewährt.

In den chronischen Phasen zwischen den Schüben überwiegen Trockenheit, Schuppenbildung, oft tiefe Risse. Damit stellt sie den Nährboden für den nächsten Schub dar. Hier sollte vermehrt Fett zugeführt werden, also eine Wasser-in-Öl-Salbe. Reine Fette und Öle trocknen die Haut aber aus und sollten daher gar nicht verwendet werden.

Außerdem empfiehlt sich ein Wasserbinder, damit die Feuchtigkeit auch dort bleibt, wo sie hingehört. Viele Produkte verwenden Harnstoff dazu, ein Eiweißprodukt, das in der Haut Speicher-Kristalle bildet. Meist findet es sich in der Creme unter dem Namen „Urea“. Kann allerdings bei offenen Stellen manchmal „brennen“.
Auch kombinierte Feuchtigkeitsspender und –binder wie Hyaluronsäure können nützlich sein.

Ganz wichtig: Wenn Sie lange Zeit stark paraffinhaltige Produkte verwendet haben und jetzt umsteigen, brauchen sie einfach etwas mehr Geduld. Viele Zustände, die Ihnen vielleicht im ersten Augenblick wie

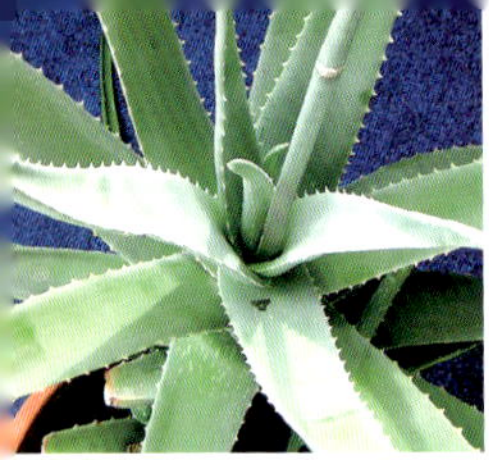

eine allergische Reaktion vorkommen, können auch einfach nur ein Zeichen dafür sein, dass sich in der Haut „wieder etwas tut“. Bei mir hat das vier Wochen gedauert, aber danach war das Gefühl so, als wenn man lange Zeit in einem Nylonhemd herumgelaufen wäre und plötzlich Baumwolle bekommt.

Die wahren Helden – Kinder

Obwohl es viele erwachsene Neurodermitiker gibt, trifft die Krankheit in 80% aller Fälle Kinder und Heranwachsende. Meine eigenen Kinder haben zwar eine gewisse Veranlagung geerbt, trotzdem blieb uns glücklicherweise eine Erkrankung während ihrer Kinderzeit erspart. Meine Tochter hat während der Pubertät eine deutliche Ekzemneigung entwickelt und kämpft sich auch heute noch tapfer durchs Leben, wobei ihre Erscheinungsform eher zu Schuppenflechte denn zu Neurodermitis neigt, meine jüngere muss bei Kontakt mit scharfen Putzmitteln, Wasser, Kälte extrem aufpassen.

Seit ich mich nach meiner Ausheilung vor allem darauf gestürzt habe, anderen Betroffenen mit meiner Geschichte und meinen Erfahrungen in zahlreichen Vorträgen und Beratungen Mut zu machen, habe ich aber Kinder in wirklich jedem Alter gesehen, deren Körper teilweise komplett befallen war, aufgekratzt, blutig, verkrustet, nicht wissend, was da eigentlich mit ihnen passiert. Dazu Eltern, die nachts so wie ihre Kinder kaum zum Schlafen kommen, die ständig auf der Suche nach dem Wundermittel sind, sich dabei teilweise hoch verschuldet haben, denn Aufenthalte am Toten Meer oder im Hochgebirge für die ganze Familie, spezielle Pflegeprodukte in großen Mengen, der ständige Versuch, die Wohnung staub- und allergiefrei zu halten, oft genug jahrelange Versuche mit ganz spezieller Diätnahrung – das alles zehrt an den Nerven und am Geldbeutel. Dazu die Belastung, das eigenen Kind so leiden zu sehen, oft genug noch gewürzt mit einer großen Portion Schuldgefühlen, weil man als Mutter vielleicht berufstätig ist, dem Kind hoffentlich genug Liebe entgegenbringt oder vielleicht allein erziehend ist. Es ist noch gar nicht solange her, da hat man auch von Seiten der Wissenschaft allen Ernstes behauptet, Mütter von

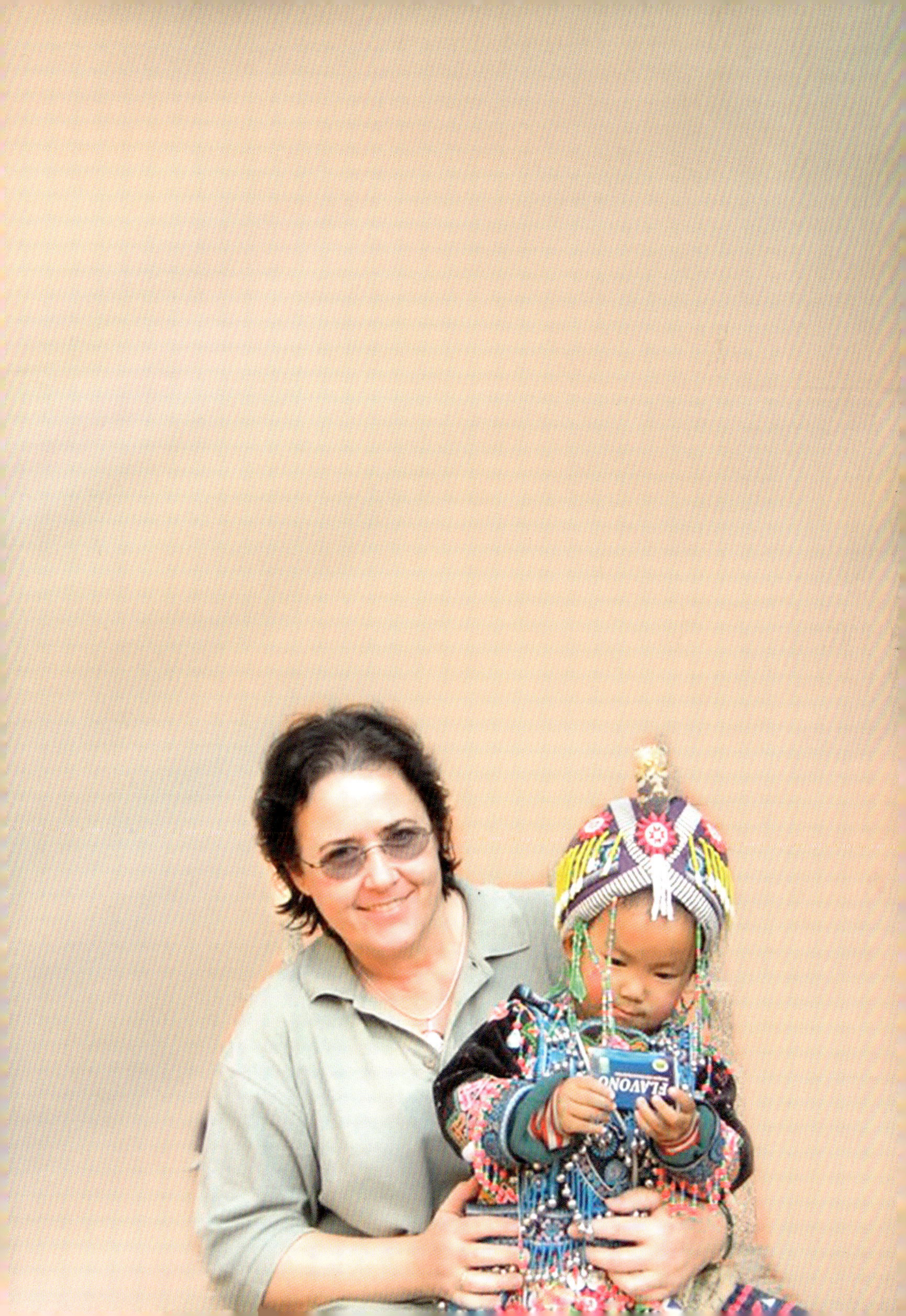
FLAVONO

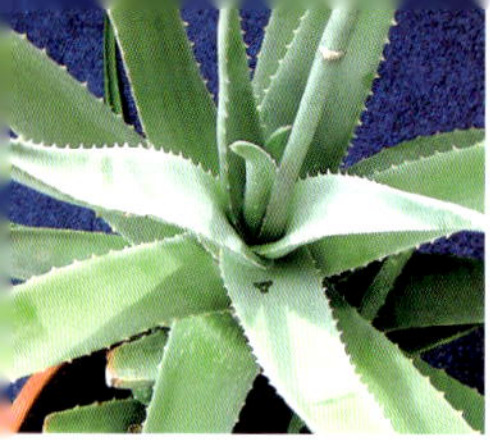

Neurodermitiskindern würde es „an Warmherzigkeit mangeln" und sie würden ihren Kindern „emotionslos" begegnen.

Ein Neurodermitiskind stellt die ganze Familie, aber auch alle anderen Bezugspersonen wie Lehrer und Mitschüler, auf eine harte Probe, gilt es doch täglich neu den Spagat zu schaffen zwischen übergroßer Vorsicht und vielfach Mitleid und der gesunden Einstellung, dass man sein Kind nicht lebenslang beschützen und unter einen Glassturz stecken kann, dass es mit Demütigungen fertig werden und sich im Leben draußen behaupten muss.

Schon die erste Konfrontation mit „dieser furchtbaren Krankheit Neurodermitis" löst bei Eltern und Angehörigen bereits eine Reaktion aus, die in den meisten Fällen dem Kind jetzt und später eher schadet als nützt. Angst und der sofortige Versuch, jetzt sein ganzes Leben umzukrempeln, lassen auch das Kind unsicher werden und diese Angst empfinden.

!

Mein Tipp:

Überlegen Sie mal, wie oft Sie im Gespräch mit anderen für Ihr Kind Begriffe wie „überempfindlich", „sensibel", „krank" benutzen. Kinder hören und bemerken diese Haltung. Und dann überlegen Sie auch gleich, wie oft Sie Ihrem Kind Dinge abnehmen, die es eigentlich schon selbst könnte, weil es doch „krank" ist.

Neurodermitis ist „lästig", störend, manchmal unerträglich, aber Ihr Kind ist deshalb nicht behindert und möchte mit Sicherheit nicht so behandelt werden – weder von seiner Umwelt, ganz sicher aber nicht von seinen Eltern. In den nächsten Jahren werden sich Wertigkeiten verschieben, es werden andere Dinge wichtiger werden als bei einem gesunden Kind, aber dies allein muss kein Nachteil sein.

Wenn bei einem Kind die ersten Anzeichen einer Anlage zu Neurodermitis auftreten, beispielsweise Milchschorf, bedeutet dies auch keineswegs, dass es nun zeitlebens alle Zeichen einer schweren Form entwickeln wird. Lassen Sie sich nicht von Müttern und Großmüttern verrückt machen. Der Verlauf der Neurodermitis lässt sich einfach nicht voraussagen. Selbst bei recht schweren Verlaufsformen endet die Krankheit meistens rund um das 12. Lebensjahr, also mit Eintritt in die Pubertät, wenngleich auch eine gewisse Veranlagung zur Atopie, also zur allergischen Reaktion, erhalten bleibt.

Alles, was ich im Vorigen über Neurodermitis gesagt habe, gilt natürlich auch für Kinder. Da Kinder aber im Gegensatz zu Erwachsenen ihre Befindlichkeit nicht so genau artikulieren können, sind sie auf das Verständnis und Einfühlungsvermögen ihrer Vertrauenspersonen angewiesen. Ein klassisches Beispiel ist hier das unterschiedliche Temperaturempfinden eines Neurodermitikers. Eltern versuchen dann im Überschwang ihrer Sorge, dass sich das Kind nicht auch noch eine Erkältung holt, mit wärmerer Kleidung gegenzusteuern.

Ganz deutlich: Jede Art von Wärme und gestauter Hitze durch unangenehme Kleidung löst meistens postwendend einen starken Juckreiz aus, der sich zur Krise steigern kann. Lassen Sie Ihr Kind in Maßen gewähren, wenn es sich Kleidung auszieht, lieber luftig herumläuft. Drehen Sie ein wenig die Heizung hinauf und lassen Sie das Kind im Hemd herumlaufen. Zwingen Sie ihm auf keinen Fall eine bestimmte Kleidung auf (Vorsicht auch bei eingenähten Etiketten oder kratzenden Nähten). Dies beginnt schon mit dem Säuglings-Schlafsack, der für ein Neurodermitiskind eine besondere Tortur darstellt.

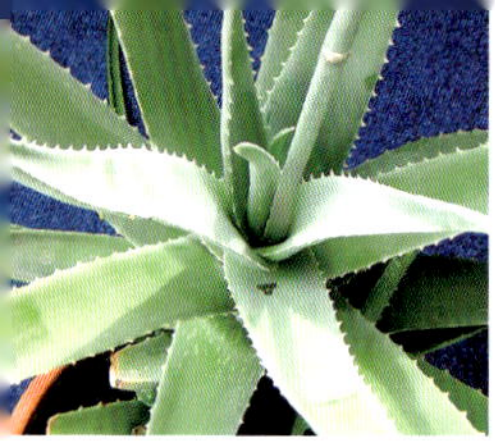

! **Mein Tipp:**

Viele Kinder tragen auch im Sommer lieber lange Hosen oder langärmelige T-Shirts. Eine kluge Wahl, denn dadurch lassen sich Temperaturunterschiede, die ja allen Neurodermitikern schwer zu schaffen machen, z. B. von Sonne zu Schatten, besser ausgleichen.

Ziel aller Behandlungen sollte es sein, dass das Kind sich wohlfühlt, nicht, dass die Haut „schön" ist!

Quälen Sie Ihr Kind nicht mit Diäten. (Siehe nächstes Kapitel!) Diäten bergen immer die Gefahr von Mangelernährung und sind oft genug ein Grund, warum sich Kinder isoliert und ausgegrenzt fühlen. Belasten Sie aber das Immunsystem nicht mit allzu vielen exotischen Speisen, ein Apfel, hier gewachsen, ist mindestens genauso gut für die Vitaminversorgung wie eine Mango oder Ananas.

Wie bei jeder Allergie sollte es so wenige Staubfänger in der Wohnung wie nur möglich geben. Ein Ledersofa ist besser als eines mit einem Stoffbezug, alle Kuscheltiere sollten waschbar sein,.

! **Mein Tipp:**

Manchmal hilft es auch, Stofftiere und Spielsachen immer mal wieder 12 Stunden in den Kühlschrank zu legen. Auch das tötet Kleinstlebewesen ab.

Sobald Ihr Kind in Kindergarten und Schule kommt, halte ich es auch für wichtig, die entsprechenden Betreuungspersonen in ruhigem Ton zu informieren. Machen Sie kein Drama daraus, aber stellen Sie sicher, dass die Kindergartentante oder Lehrerin Ihr Kind dabei unterstützt, sich in der Gruppe zu behaupten. Ganz wichtig ist hier auch, klarzustellen, dass Neurodermitis nicht ansteckend ist! Vor allem sollten die Betreuer auf die Kratz-Attacken vorbereitet sein, um rechtzeitig gegensteuern zu können. Dies kann durch simple Ablenkung stattfinden oder eine Entspannungsübung für die ganze Klasse sein, zur Not sollte aber für das Kind das Krankenzimmer zur Verfügung stehen, um sich hier in aller Ruhe ohne neugierige und mitleidige Blicke, ohne blöde Bemerkungen und ohne sich zu schämen kratzen zu dürfen.

Da Neurodermitiskinder während eines akuten Schubes oft nur wenig Schlaf bekommen, muss man auch damit rechnen, dass sie in dieser Zeit müde und unkonzentriert sind. Auch manche Medikamente machen müde, vor allem die so genannten Antihistaminika. Besprechen Sie auch das mit dem Lehrer.

Bereiten Sie Ihr Kind auch auf eine gewisse Neugier der Umgebung vor, z. B. im Schwimmbad oder generell im Sommer. Nicht jeder neugierige Blick und jede aufdringlich erscheinende Frage ist böse gemeint. Das Selbstbewusstsein Ihres Kindes in jeder Lebenslage zu stärken ist vielleicht überhaupt die wichtigste Aufgabe und ein gutes Training für spätere erwachsene Zeiten. Kinder, die schon früh mit einem Handicap umgehen lernen mussten, werden meistens sehr selbstbewusste Erwachsene.

Was einem Neurodermitiskind auf keinen Fall weiterhilft, ist der gleiche Satz, der auch bei erwachsenen Neurodermitikern Aggressionen auslöst: „Hör doch endlich auf zu kratzen!“

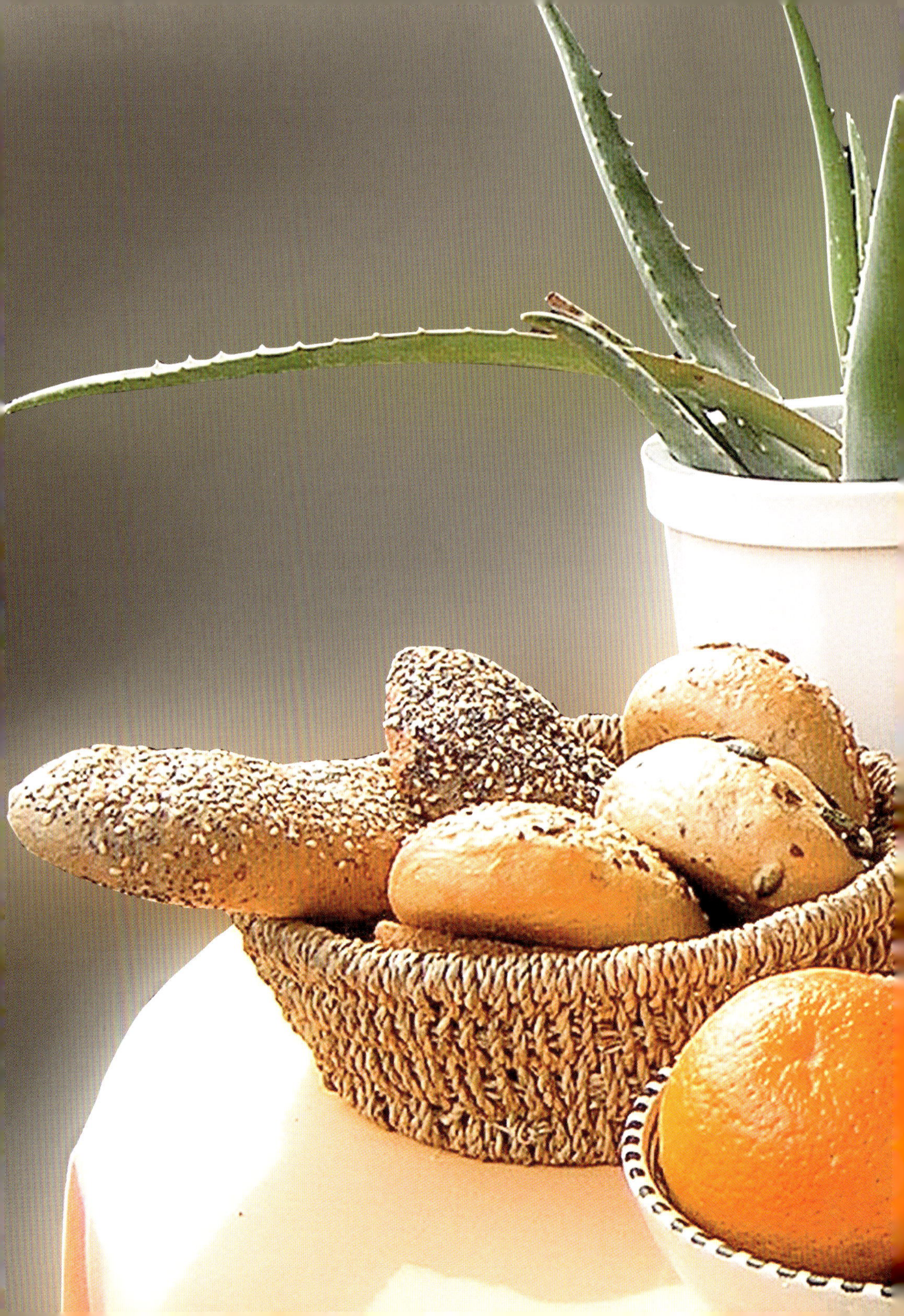

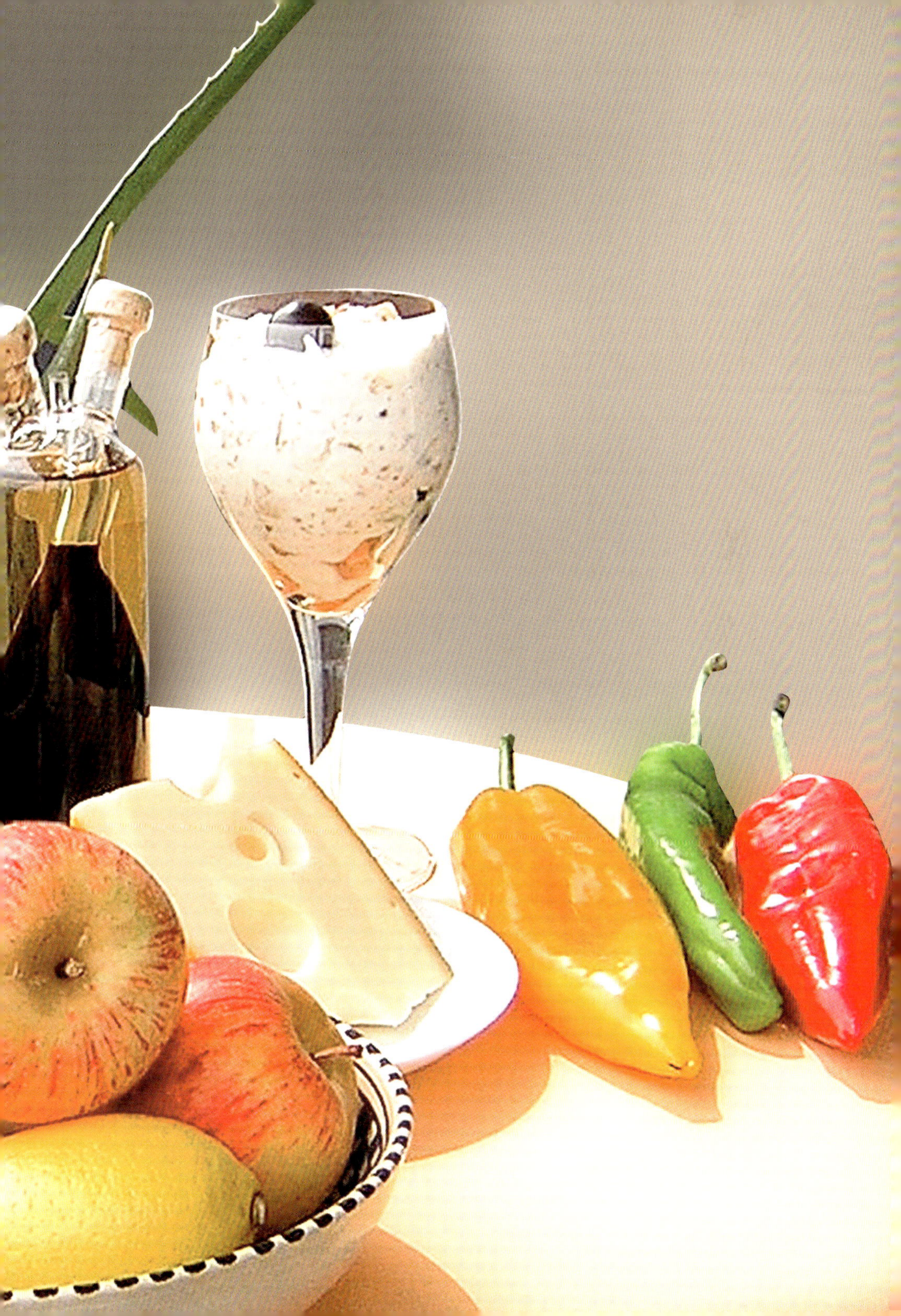

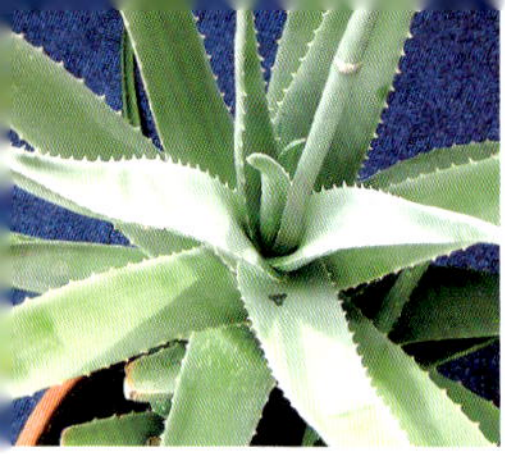

Der erste Durchbruch – Ernährung

Wenn Sie heute in einer beliebigen Buchhandlung unter dem Stichwort „Neurodermitis" nach Büchern suchen, so finden Sie bei der Hälfte der Titel eine spezielle Diät beschrieben, lange Listen von Dingen, die man möglicherweise nicht verträgt und daher weglassen sollte. Ebenso komplizierte Beschreibungen, wie man denn seine Unverträglichkeiten herausfindet, und Rezepte, deren Zubereitung ich als reinen Psychoterror beschreiben würde.

Um es ganz klar zu sagen:
Nach meiner gesamten bisherigen Erfahrung als Patient und Therapeut gibt es keine Neurodermitis-Diät!

Natürlich mag es zutreffen, dass viele Neurodermitiker keine Zitrusfrüchte vertragen, keine Milch oder keine Konserven. Daraus aber eine allgemeingültige Ernährungsform abzuleiten, halte ich für sehr vermessen. Abgesehen davon, dass die Art und Weise, wie dies oft innerhalb der Familie „ausgetestet" wird, mehr als fragwürdig ist: Der Neurodermitiker hat einen aktuellen Schub und die Umgebung gibt gute Ratschläge, an welchem gerade verzehrten Lebensmittel es denn liegen könnte, weil dies vielleicht beim Sohn der Nachbarin im Urlaubsort so gewesen ist. Das Nahrungsmittel wird weggelassen, aber eine Besserung stellt sich nicht ein. Nach dem Prinzip von Versuch und Irrtum „testet" man nur verschiedene Ernährungsformen durch. Neurodermitis verläuft in Schüben, die Wahrscheinlichkeit, einmal einige Tage Ruhe zu haben, ist also durchaus gegeben. Dies führt man dann aber schnell auf die Ernährungsweise zurück, die man gerade nun anwendet, und schon heißt es, man vertrage nahezu nichts.

Neurodermitiker, die auf der Suche nach der heilenden Wunderdiät ständig Nahrungsmittel weglassen, laufen eher Gefahr, mit bestimmten lebenswichtigen Stoffen unterversorgt zu sein, als einen Allergieauslöser zu finden. Und gerade für Kinder, die aufgrund ihrer Erkrankung ohnehin mit dem Problem des Außenseiterdaseins konfrontiert sind, stellt eine strenge Diät oft eine zusätzliche Belastung dar – kein Eis, keine Süßigkeiten und niemals das goldene M, da wird ein Kind schnell von anderen gehänselt.

Trotzdem hatte ich meinen ersten Erfolg bei meiner Erkrankung, indem ich mir Gedanken über meine Ernährung machte – allerdings nicht durch Weglassen von eventuell schädigenden Produkten, sondern durch vermehrtes Zuführen von Bausteinen, die unser Körper einfach braucht.

Auch „gesunde" Menschen leiden heute an einem Defizit in ihrer Ernährung. Die Regale sind übervoll, wir können uns alles leisten, aber alle diese Produkte haben nur noch den Nährstoffgehalt eines leeren Schuhkartons, wie ich in meinen Büchern „Gesundheit aus Dosen" und „Alphabet des Lebens" eingehend beschrieben habe. Ich hatte nicht nur Neurodermitis, aber alle anderen Befindensstörungen, wie Haarausfall, standige Müdigkeit, Verdauungsprobleme, Kopfschmerzen, wurden jahrelang als Begleiterscheinung dieser Krankheit gewertet. Was, wenn es umgekehrt wäre? Was, wenn mein Körper sich schon jahrelang in einer Unterversorgung befinden würde und die Neurodermitis nur der letzte Tropfen war, auf den mein mangelernährter Körper einfach nicht mehr reagieren konnte, weil alle Bausteine für eine Reparatur aufgebraucht waren?

Ich begann, alles zu verschlingen, was ich zu diesem Thema finden konnte und hinterfragte jede gängige Ernährungslehre auf ihre Brauchbarkeit und Logik. Dabei ging ich nach einem System vor, das ich auch heute noch anwende und das sich sehr bewährt hat, um Unfug zu erkennen:

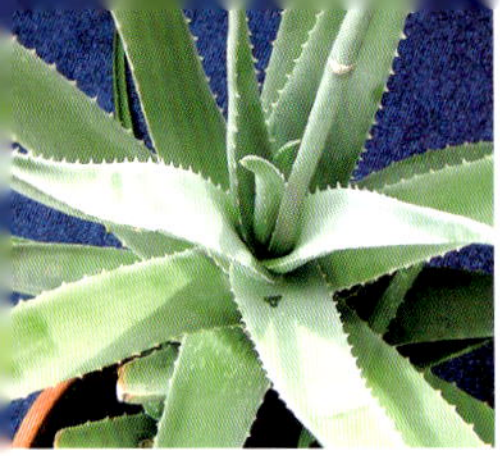

Ich bin, wie übrigens die meisten ernsthaften Wissenschafter, davon überzeugt, dass wir in allen unseren Körperreaktionen noch immer genauso funktionieren wie unsere Steinzeitvorfahren.

!

Daher mein Tipp

Ich überprüfe alle „Neuigkeiten" in Hochglanzmagazinen einfach anhand eines Rasters und in folgender Reihenfolge:

1. Hätten unsere Steinzeitvorfahren das auch so gemacht?
2. Machen es Naturvölker so?
3. Machen es frei lebende Tiere so?
4. Machen es kleine Kinder so, wenn man sie frei entscheiden lässt?

In den folgenden Monaten erforschte ich jeden einzelnen Nahrungsbaustein in seiner Wirkung auf jede einzelne unserer 70 Billionen Körperzellen, vor allem aber beschäftigte mich die Frage: Wieviel braucht man von welchem Stoff, damit die Zellen alle ihre Aufgaben erfüllen können? Welche Ernährungsform anderer Völker kommt dieser Notwendigkeit am nächsten und auch – wo kommt Neurodermitis eigentlich gar nicht vor, was machen die anders?

Das Ergebnis meiner ganz privaten Forschungen war zunächst einmal eine Hinwendung zur mediterranen Küche mit ihren frischen Speisen, mit Olivenöl und Fisch, vor allem aber mit der notwendigen Zeit zum Essen und der damit verbundenen Geselligkeit. Ich stellte auch erstmals das so genannte gesunde Frühstück auf den Prüfstand. Naturvölker frühstücken prinzipiell nicht.
Auch unsere südlichen Nachbarn nicht, wovon sich jeder bei einem simplen Italienbesuch überzeugen kann. Kleinen Kindern genügt eine

Tasse Milch. Viele Tiere verweigern morgens das Fressen (Bestimmte Hunderassen, die wir nur noch im Wohnzimmer halten, sind hier kein Maßstab. Der Lieblingsplatz meiner Beagle-Hündin war Tag und Nacht in erwartungsvoller Haltung vor dem Kühlschrank!).
Besonders überzeugte mich dann aber schließlich ein Bericht der israelischen Armee, die ja sicher alles tun würde, um die Leistungsfähigkeit ihrer Soldaten zu erhöhen: Den Rekruten war es dort verboten, vor 12 Uhr etwas zu essen. Untermauert wurde dies mit Forschungsergebnissen, wonach unser Körper seine Hauptentgiftungsarbeit zwischen 4 Uhr früh und 12 Uhr mittags erledigen würde. Jede Nahrung, die länger als 30 Minuten im Magen liegt, also alles außer Obst und Flüssigkeiten, unterbricht aber dieses Großreinemachen. Hatte die Haut nicht etwas mit Entgiftung zu tun?

Ich probierte es einfach aus und aß vormittags nur Obst, etwas, was ich heute in meinen Kursen und Beratungen auch gesunden Menschen empfehle. Mehr verrate ich Ihnen nicht, versuchen Sie es selbst. Ich bin ziemlich sicher, wenn Sie das einmal einige Tage durchziehen, werfen Sie alle Hochglanzmagazine, in denen ein Journalist dem anderen alles nachplappert und vom ach so gesunden Frühstück phantasiert, umgehend zum Altpapier! Und dafür genießen Sie am Abend im Kreise Ihrer Familie ein richtig gutes Essen, das auch gern mal zwei Stunden dauern darf.

Bei meinen weiteren Recherchen wurde mir relativ schnell bewusst, dass ich ohne Nahrungsergänzungen nicht wirklich auskommen würde, denn eine Ernährung mit täglich 4000 Kalorien wollte ich mir nicht zumuten. Erst ab dieser Menge kann man halbwegs sicher sein, dass man auch alle Bausteine zu sich genommen hat. Meine erste Suche war die nach einem guten Eiweißprodukt, denn da unser Körper genau genommen aus den kleinsten Bausteinen von Eiweiß, den Aminosäuren aufgebaut ist, diese auch ständig für tausende von Reparaturvorgängen benötigt, war mir klar: Damit beginne ich. Ich fand schnell ein Sojaprodukt in Pulverform,

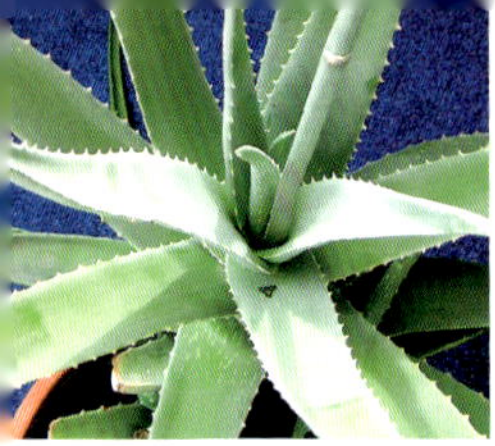

das ich mir ab sofort ein- bis zweimal täglich in ein Glas Milch rührte (wer Milch nicht verträgt, es geht mit jeder anderen Trägersubstanz, zum Beispiel Reismilch, Hafermilch, Fruchtsaft etc.) Dazu nahm ich sehr hochkonzentriert alle Vitamine, vor allem die so genannten Antioxidantien und die aus der Gruppe der B-Vitamine und, da ich es nicht schaffte, mehrmals pro Woche Seefisch zu essen, täglich abends eine Kapsel mit Fischöl, omega-3-Fettsäuren also. (Eskimos kennen keine Neurodermitis.)

Hintergrundinformation Freie Radikale und Antioxidantien
(aus meinem Buch „Alphabet des Lebens“)

Vitamin C gehört zu den so genannten „Antioxidantien“, gemeinsam mit den Vitaminen A (oder besser der Vorstufe Betakarotin), E, dem Mineral Zink, dem Spurenelement Selen und den Aminosäuren Cystein und Glutathion. Wahrscheinlich klingelt es bei diesem Begriff bei Ihnen, Oxidation, das haben wir doch in der Schule gelernt, hat was mit Sauerstoff zu tun, oder?

Richtig, wenn man zum Beispiel Metall im Garten liegen lässt, dann rostet es nach einer Weile unter der Einwirkung von Sauerstoff. Das gleiche Prinzip kennt die Hausfrau bei Fettspritzern an den Küchenfliesen. Nach einer Weile sieht das aus wie Plastiktropfen und man bekommt es kaum noch weg. Auch hier ist Sauerstoff im Spiel.
Sauerstoff gehört zu den gefährlichsten Stoffen auf diesem Planeten, auch wenn wir ihn andererseits unbedingt brauchen. Ein Widerspruch, mit dem wir leben müssen. (Haben Sie sich nie gefragt, warum es gerade für einen Stoff, ohne den der Mensch nicht einmal wenige Minuten überleben kann, keine Speichermöglichkeit im Körper gibt? Zu gefährlich!)
Sauerstoff gehört nämlich zu den „Freien Radikalen“, kleinsten Teilchen, die man heute von Seiten der Wissenschaft als Grundlage der meisten

Erkrankungen, vor allem aber als Begründung für vorzeitiges Altern in jeder Form ansieht. Freie Radikale sind Atome, denen auf ihrer äußeren Schale ein Teilchen fehlt und die sich nicht scheuen, einem anderen Stoff dieses Teilchen wegzunehmen ohne Rücksicht auf Verluste. Der Beraubte geht nun ebenfalls auf Beutezug – eine Kettenreaktion mit weitreichenden Folgen. Denn diesen Freien Radikalen ist es ziemlich gleichgültig, ob sie sich an Abfall und Bakterien oder an wichtigen Zellsubstanzen vergreifen. Und am allerliebsten haben sie Fettsäuren, möglichst solche, die ungesättigt sind. Wenn man nun noch weiß, dass Fettsäuren im Körper überall dort vorkommen, wo sich auch Nervensubstanz befindet, und dass die dünne Membran, die jede einzelne Zelle umgibt und sie schützen soll, ebenfalls Fettsäuren enthält, dann kann man sich schon vorstellen, welche Schäden Freie Radikale im Körper erzeugen können.

Stoffe, die es mit diesen Freien Radikalen aufnehmen, nennt man daher entweder „Radikalenfänger", was ein wenig verwirrend ist, denn gefangen wird nichts, oder, weil Sauerstoff, wie schon gesagt, das stärkste Freie Radikal ist und die Veränderung durch Sauerstoff eben eine Oxidation ist, „Antioxidantien".
Vitamin C beispielsweise verhält sich wahrhaft märtyrerhaft in dieser Situation – es opfert sein Teilchen, ohne selbst wieder zu einem bösen Räuber zu werden.

Freie Radikale sind aber nicht nur böse. Sie sind eine der wirksamsten Methoden des Körpers, mit Krankheitserregern und Fremdstoffen fertig zu werden, also eine echte Schlägertruppe, nur muss man sie ständig kontrollieren. Wehe, wenn sie losgelassen! Man könnte jetzt vereinfacht sagen: Gesundheit ist die schmale Gratwanderung, Freie Radikale als Schutztruppe zu verwenden, gleichzeitig aber mittels der Antioxidantien aus der Nahrung dafür zu sorgen, dass sie nicht mehr zerstören als sinnvoll ist.

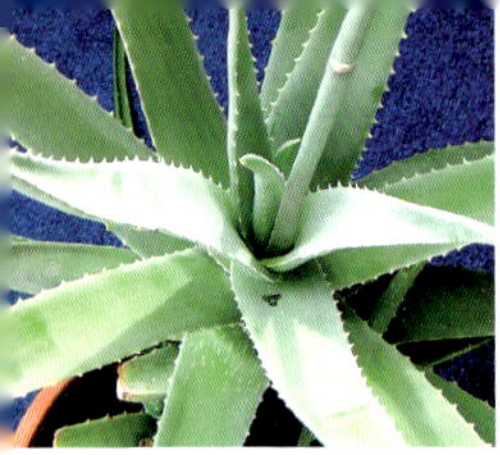

Für unsere Steinzeitvorfahren kein Problem. Die Nahrung enthielt durch viel frische Früchte ausreichend Radikalenfänger und die Zahl der Freien Radikalen war nicht annähernd so hoch wie heute.

Freie Radikale entstehen im Körper besonders unter Stress (hat doch heute keiner, oder), wobei nicht nur der berufliche Stress gemeint ist. Private Probleme, Sorgen mit den Kindern und dem Partner, Angst vor Jobverlust oder unbezahlte Erlagscheine erzeugen wesentlich mehr Stress als ein noch so schlimmer Chef oder mobbende Kollegen. Ausgiebige Sonnenbäder (auch Solarium) erzeugen Freie Radikale (merkt man der Haut ja auch an), außerdem Elektrosmog, Bildschirmarbeit, Flugreisen, Umweltgifte, und nicht zu vergessen Rauchen! Eine einzige Zigarette lässt die Zahl der Freien Radikalen im Körper auf 10 hoch 15 ansteigen – das ist eine 10 mit 15 Nullen!!

Hintergrundinformation Omega-3-Fettsäuren
(aus meinem Buch „Alphabet des Lebens")

Fette bestehen aus Fettsäuren, keine aufregenden Gebilde, eigentlich nur eine lange Kette von Kohlenstoffatomen. Erinnern Sie sich an Ihren Chemieunterricht? Solche Atome können mit einem einfachen Strich verbunden sein (-) oder mit einem Doppelstrich (=). Die einfachen Striche nennt man „gesättigt", was auch heißen könnte: „faul, keine Lust, sich zu verändern, reagiert nicht". Ungesättigt dagegen bedeutet Aktivität, Veränderung, Bewegung. Und genau das wollen wir!

Gesättigte Fettsäuren haben also keine Doppelbindungen, sind träge und haben keine Lust auf Veränderung. Sie sind meistens tierischen Ursprungs und liegen in fester Form vor, wie zum Beispiel Butter.

Fettsäuren mit einer Doppelbindung nennt man einfach ungesättigt, wichtigster Vertreter: das Olivenöl.
Und mehrfach ungesättigt bedeutet dann, diese Fettsäure besitzt mehrere Doppelbindungen, reagiert schnell und gern, lässt sich verändern und ist aktiv. In diese Gruppe gehören fast alle pflanzlichen Öle. Einerseits gesund, andererseits aber auch – Sie erinnern sich – ein gefundenes Fressen für Freie Radikale, denn die Doppelbindung ist genau nach ihrem Geschmack. Allerdings haben alle ungesättigten Fettsäuren sich ihr Antioxidans gleich mitgebracht, nämlich der hohe Anteil an Vitamin E. (Leider wird Vitamin E bei Hitze zerstört, daher sollte man pflanzliche Öle niemals erhitzen und zum Braten verwenden, denn dabei entstehen so viele Freie Radikale, dass es einem Atombombenabwurf aus nächster Nähe entspricht!!)

Je nachdem, an welchem der vielen Kohlenstoffatome sich nun die erste Doppelbindung befindet, hat man nochmals eine Nummerierung vorgenommen, so dass man zwei wichtige Gruppen bekommt, die omega-6-Fettsäuren (erste Doppelbindung am 6. Kohlenstoffatom) und die omega-3-Fettsäuren (erste Doppelbindung am 3. Kohlenstoffatom). Beide sind zum Leben und Gesundbleiben unbedingt erforderlich und eine kann die andere nicht ersetzen, ganz im Gegenteil. Beide benutzen auch noch die gleichen Transportwege und Andockstellen an der Zelle.

Omega-6 finden wir in den meisten pflanzlichen Ölen und auch im Getreide. Hier herrscht also nicht wirklich ein Mangel. Anders Omega-3, denn diese Fettsäure findet man ursprünglich nur in Algen und Farnen, über die Nahrungskette daher in Meeresfischen und wildlebenden Tieren.

Wissenschaftler haben nun berechnet, dass das Verhältnis von omega-3 zu omega-6 ursprünglich (bei unseren Steinzeitvorfahren) 1:4 betragen hat, dass unser Körper hierauf auch eingestellt ist. Seit der Mensch aber

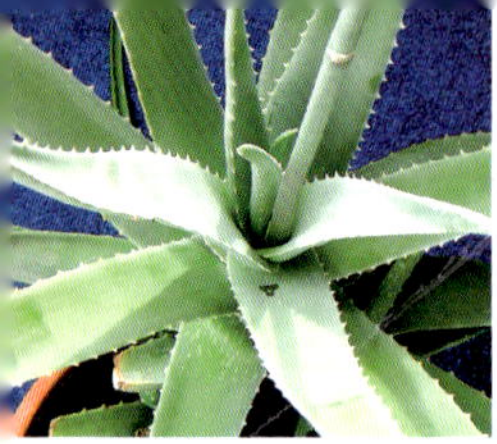

sesshaft wurde und Getreide anbaute, hat sich dieses Verhältnis nach und nach verschoben. Heute beträgt es nach allgemeiner Auffassung nur noch 1:20, außer in mediterranen Ländern, wo noch viel Fisch gegessen wird (Olivenöl ist eine omega-9-Fettsäure, die nicht in Konkurrenz zu omega-3 tritt!)

Schauen Sie sich doch mal in Ihrer Umgebung um: Sie werden selten Menschen finden, die gleichzeitig gern Getreide, Vollkornbrot, Müsli und Co und viel Fisch essen und mögen. Genau dies wäre aber für unser inneres Gleichgewicht notwenig.

Omega-6, also viel Getreide und pflanzliche Öle, erzeugen als Abbauprodukt eine Substanz, die Arachidonsäure, die heute zunehmend in Verdacht steht, entzündliche Prozesse am Leben zu halten und zu begünstigen, vor allem diejenigen des rheumatischen Formenkreises. Omega-3 dagegen erzeugt genau die gegenteiligen Stoffe, die wirksame Entzündungshemmer sind. Von der Natur genial erdacht!

Wie können wir also Ausgleich schaffen? Viel Fisch essen würde funktionieren, so 3-4mal die Woche. Ach ja, Fischstäbchen gilt nicht, ich glaube, das dachten Sie sich schon, oder? Ich empfehle der Einfachheit halber abends eine Kapsel mit 500 mg.

Meine Haut besserte sich nicht sofort, das hatte ich nach einer solch langen Leidenszeit auch nicht erwartet, aber schon nach wenigen Tagen verschwand die ständige Müdigkeit, ich konnte durchschlafen, war nicht mehr so gereizt und – die weibliche Eitelkeit jubelte – mein Haarausfall verschwand nahezu über Nacht.

Ich hatte weiterhin eine Neurodermitishaut, aber die Schübe kamen nicht mehr mit dieser Heftigkeit, manchmal war auch viele Tage Ruhe.

Vor allem gab es keine Zweitinfektionen mehr, ein schon vorhandener Pilz verschwand innerhalb von Tagen.

Ich hatte in dieser Zeit allerdings auch einige seelische Hürden zu überwinden, unter anderem die schwere Entscheidung, mich vom Vater meiner Kinder endgültig zu trennen, finanzielle und emotionale Abstürze, Todesfälle von mir nahe stehenden Menschen. Von kleinen Ausrutschern abgesehen, blieb ich aber meiner neuen Ernährungsform treu.

Das einzige Problem, das ich immer noch hatte, war das Thema Hautpflege. Die echten „Juckreiz-Krisen", wo man wie ein Amokläufer blind für seine Umgebung nur noch völlig unkontrolliert zu kratzen beginnt, bis das Blut fließt, kamen zwar seltener, aber Juckreiz war nach wie vor ein Problem, das mich sehr behinderte. Alle Pflegemittel halfen eine kurze Zeit, dann vertrug ich sie nicht mehr und begann mit der Suche wieder von neuem. Aber ich war sicher, dass ich auch hierfür eines Tages eine Lösung finden würde.

Weitere Erfolge hatte ich mit einem zusätzlichen Nährstoff mit dem kurzen Namen OPC. Auch diesen nahm ich in Kapselform zu mir, denn in seiner natürlichen Form gibt es ihn nahezu nur in Rotwein und ich wollte eigentlich nicht so gern zum Alkoholiker werden.

Hintergrundinformation OPC

OPC ist die Abkürzung für den etwas kompliziert anmutenden Begriff „Oligomere Procyanidine", im englischen Sprachgebrauch auch oft als „Proanthenole" bezeichnet. Vereinfacht ausgedrückt könnte man sagen, OPC ist das, was den Rotwein so gesund macht. Es handelt sich um pflanzliche Stoffe, die allerdings nur in Schalen, Rinden und Kernen vorkommen, daher im Normalfall eher dem Abfall zugerechnet

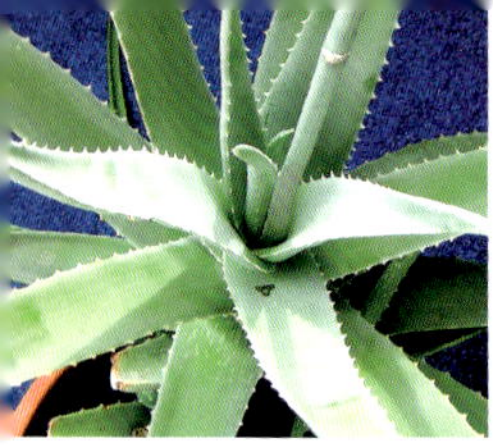

werden. Heute wird OPC als Nahrungsergänzung aus Pinienrinde und Weintraubenkernen erzeugt. OPC gilt als starkes Antioxidans und Co-Faktor von Vitamin C. Man hat herausgefunden, dass man weniger Vitamin C braucht, wenn man gleichzeitig OPC verwendet. OPC wirkt generell gut auf die Haut, weil es dafür sorgt, dass das Baugerüst im Unterhautgewebe – unser Kollagen – elastisch bleibt, dem gesamten Hautbild also Struktur verleiht. Außerdem stellt es eines der besten Mittel bei trockener Haut dar. Ich empfehle eine tägliche Menge von 100 mg.

Das endgültige Pflegeprogramm – Aloe vera

Mein erster Kontakt mit dieser Wunderpflanze ergab sich im Spätherbst 2000. Ich war seit einiger Zeit auf der Suche nach einer passenden Pflegeserie, die nicht nur allen medizinischen Anforderungen entsprechen sollte, also vor allem den Juckreiz mindern, antibakteriell, keine Zerstörung des Säureschutzmantels, keine chemischen Konservierungsstoffe, nicht parfümiert, sondern auch die richtige Mischung aus Feuchtigkeit und Fett geben sollte. Ich wollte einfach nicht mehr hundert verschiedene Substanzen in meinem Badezimmer stehen haben, immer wieder wechseln müssen. Wichtigstes Kriterium sollte aber sein: Kein oder wenig Paraffin und möglichst ein Grundstoff für unterschiedliche Anwendungen, also vom Shampoo bis zum Reiniger. Und ganz ehrlich – wenn möglich keine Tierversuche und keine tierischen Inhaltsstoffe. Ein bisschen viel verlangt, oder?

Entsprechend groß war auch meine Ausbeute, scheinbar gab es wirklich nichts, was alle diese Kriterien oder zumindest die wichtigsten erfüllen konnte.

In dieser Phase erhielt ich den Anruf einer Bekannten, die ich schon einige Zeit nicht mehr gesehen hatte. Sie hatte sich inzwischen mit einer Firma zusammengetan und bot mir an, es doch mal mit Produkten auf der Basis von Aloe vera zu versuchen. Bis zu diesem Zeitpunkt war mein Wissen über diese Heilpflanze nicht wesentlich größer als das vieler Ärzte auch heute noch – wird in der Kosmetik verwendet und ist ein Abführmittel.

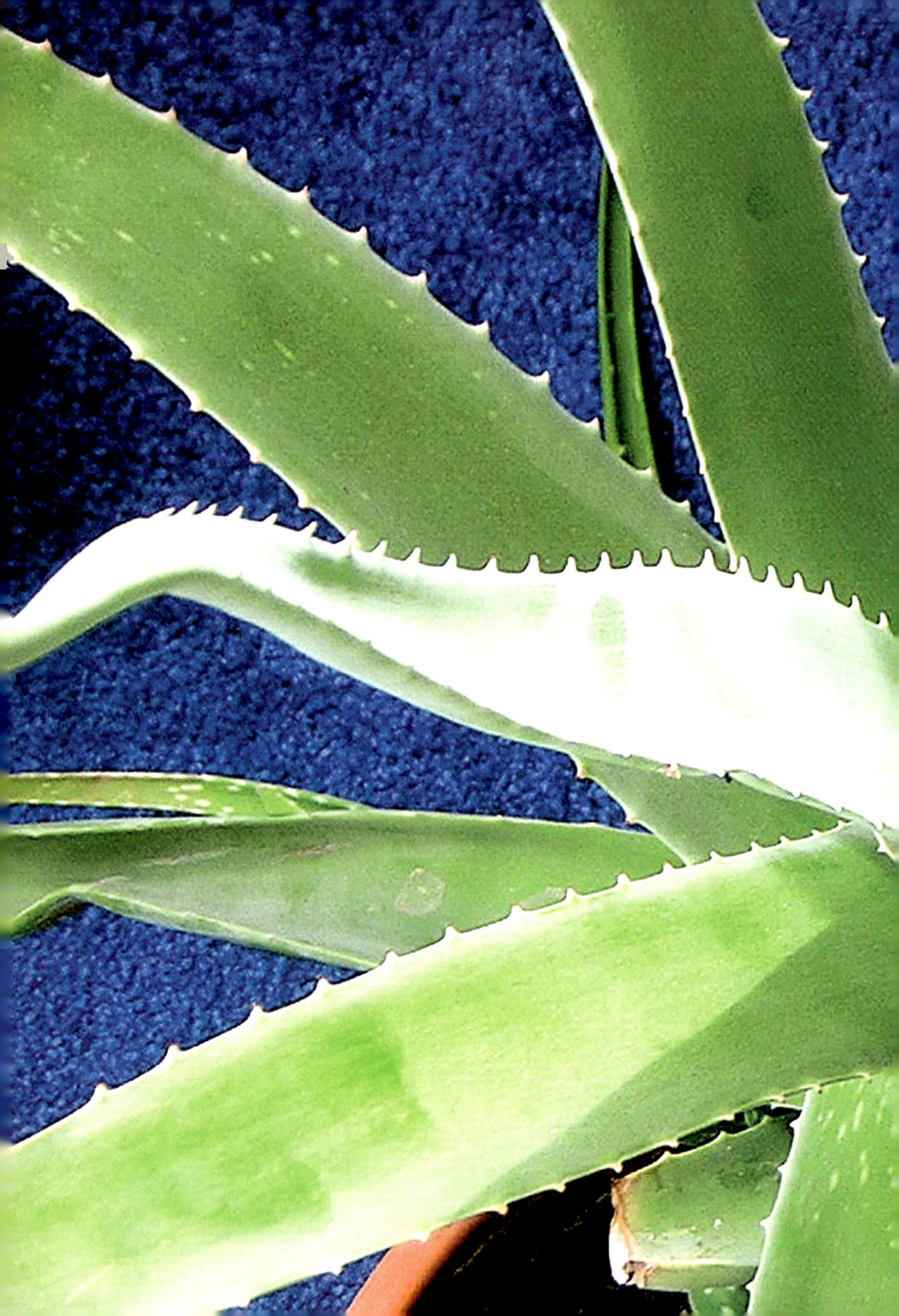

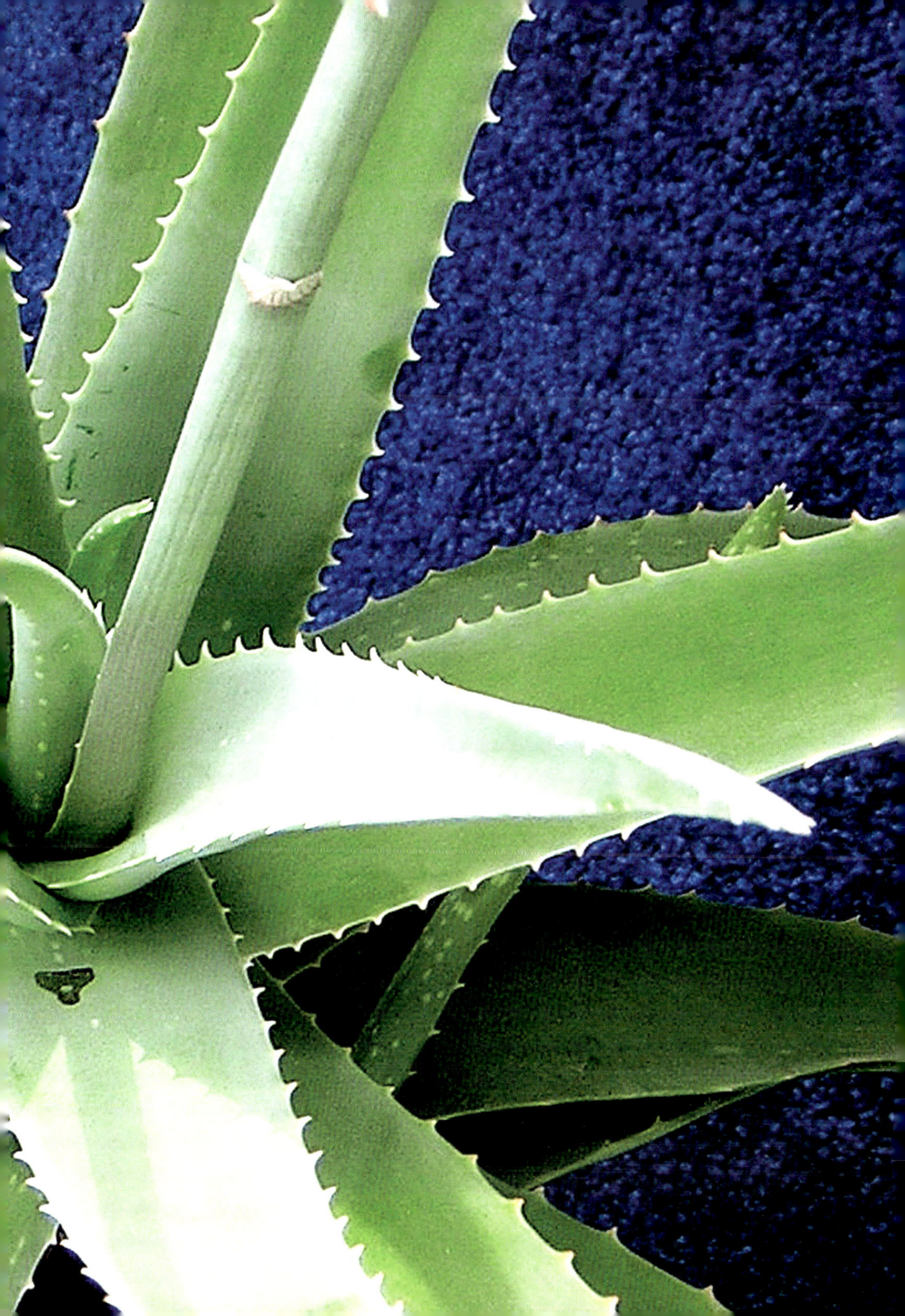

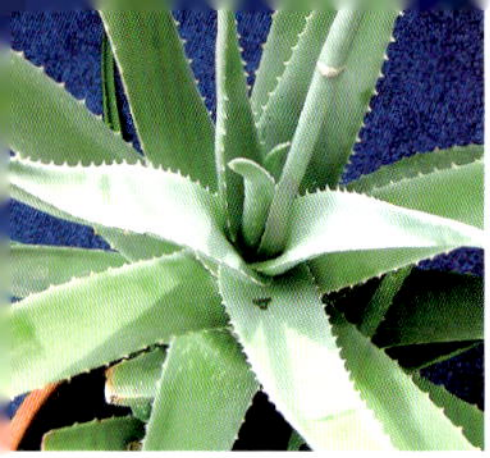

Hintergrundinformation Aloe vera

Die Aloe vera, eine kaktusähnliche Pflanze, die jedoch botanisch zu den Liliengewächsen gehört, also zur gleichen Familie wie beispielsweise auch Knoblauch und Zwiebel, zählt zu den ältesten Heilpflanzen der Welt. Erste Überlieferungen finden wir sogar in den Tontafeln von Ur in Mesopotamien, und alle großen Heiler dieser Welt, von Hippokrates über Galenus bis Paracelsus, Kneipp und Hildegard von Bingen, haben Aloe vera als Heilpflanze verwendet und darüber geschrieben. Kein geringerer als Alexander der Große hat wegen dieser Pflanze einen Krieg begonnen, und fast jedes Volk hat ihr Beinamen gegeben, die alle auf ihre Wirkung als „Anti-Aging-Pflanze" hinweisen, wie beispielsweise „Pflanze der Unsterblichkeit" bei den alten Ägyptern.
In der Neuzeit wurde Aloe vera vor allem wegen ihrer heilenden und schmerzlindernden Eigenschaften bei Verbrennungen wieder entdeckt. Wir verdanken viele dieser Erkenntnisse einem eher dunklen Kapitel der Menschheitsgeschichte, nämlich den Atombombenabwürfen in Japan 1945.
Verwendet wird sowohl für die äußere als auch für die innere Anwendung ausschließlich das fast durchsichtige Gel im Inneren des Blattes. In den Schalen findet man Giftstoffe zum Schutz der Pflanze, weshalb alle großen Firmen ihre Blätter in eigens dafür konstruierten Maschinen schälen. Die Schalen selbst werden wieder als natürlicher Dünger in die Erde eingebracht.

Im Gel hat man bis heute fast 300 verschiedene Inhaltsstoffe gefunden, von denen sich 160 eindeutig einer bestimmten Wirkung im Körper zuordnen lassen. Da die Aloe alles enthält, was auch in einer gesunden Nahrung vorkommen sollte, also Aminosäuren, Vitamine, Mineralstoffe und Spurenelemente, spricht man hier von einer idealen Nahrungsergänzung, nur im Gegensatz zu einer Vitamintablette in der von der Natur schon vorgedachten ganzheitlichen Form. Da das Gel aber darüber hinaus auch einen sehr hohen Wasseranteil hat, wirkt es im Körper als Informationsträger ähnlich wie auch im Falle der Homöopathie. Dem Organismus und jeder einzelnen Zelle wird vor allem die Information und die Energie der Pflanze zugeführt.

Neben den Nahrungsbausteinen konnte man auch zahlreiche Enzyme nachweisen, beispielsweise die Vorstufe zu zwei durchaus gebräuchlichen Schmerzmitteln, so dass die Aloe vera von vielen Menschen auch als natürliches Schmerzmittel bei chronischen Problemen eingesetzt wird. Auch das gebräuchlichste Schmerzmittel der Welt, Aspirin, wurde ja ursprünglich aus einer Pflanze, der Weidenrinde, gewonnen.

Aloe vera enthält außerdem eine Substanz, die unser Körper während der Kindheit und Pubertät in großen Mengen selbst herstellen kann und der eine positive Wirkung auf unser Immunsystem hat. Dieser Stoff heißt Acemannan, ein Mehrfachzucker, und gilt als eine starke Substanz, um unser Immunsystem an die Anforderungen des Lebens anzupassen. Ein intaktes Immunsystem sorgt auf der einen Seite dafür, dass man weniger oft krank wird und Krankheiten schneller und mit weniger Energieaufwand bewältigen kann, auf der anderen Seite bildet ein trainiertes Immunsystem die Grundlage dafür, dass wirklich nur gefährliche Substanzen bekämpft werden und nicht an sich harmlose wie bei einer Allergie.

Aloe vera leistet außerdem gute Dienste dabei, Giftstoffe aus dem Körper zu befördern, auch dies ist eine Unterstützung in unserer Zeit, denn wir waren noch niemals zuvor von so vielen schädlichen Stoffen umgeben, die wir uns zum Teil auch noch selbst zuführen, wie beispielsweise Nikotin und Alkohol oder konservierte und technisch aufbereitete Speisen.

Für den äußeren Gebrauch findet man Aloe vera in zahlreichen Cremes und Kosmetikartikeln, weil das Gel dieser Pflanze die Haut deutlich durchfeuchtet. Aloe vera durchdringt alle Hautschichten und zwar sogar

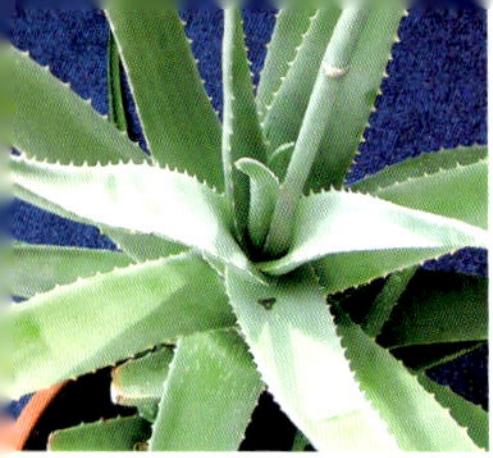

4x schneller als Wasser, was sie zu einem idealen Taxi macht, um andere Bausteine einzuschleusen.

Da eine gesunde Haut genauso wie eine kranke in erster Linie Feuchtigkeit braucht, findet man in der Aloe eine ideale Cremebasis.

Was für die gesunde Haut nur eine Frage der Schönheit und der verlangsamten Hautalterung ist, hat sich bei einigen Hauterkrankungen, beispielsweise Neurodermitis, in vielen Fällen als Rettung für die Erkrankten entpuppt.

Die Wirkungen der Aloe vera bei Neurodermitis lassen sich folgendermaßen zusammenfassen:

- Minderung des Juckreizes
- Versorgung der Haut mit Vitalstoffen, Mineralien, Aminosäuren
- Extraportion Feuchtigkeit bis in die unteren Hautschichten
- Schutz vor Freien Radikalen
- Rasche Entsorgung von Giftstoffen
- Abminderung einer übermäßigen Vermehrung von Bakterien und damit Senkung von Zweitinfektionen auf der schon geschädigten Haut.

Klassisch auch immer noch die Wirkung bei Verbrennungen, sei es Sonnenbrand oder den kleinen Unfällen in der Küche.

Aloe vera findet man heute in zahlreichen Produkten, über deren Sinn man auch streiten kann. Man sollte sich daher in jedem Fall gründlich beraten lassen, auf einen hohen Gehalt an Aloe vera achten (gesundheitliche Wirkungen bei innerer Anwendung können erst bei einem Gehalt über 90% erwartet werden) und zusätzlich Produkte bevorzugen, die das Gütesiegel der I.A.S.C. (International Aloe Scientific Council) tragen.

Aus einem großen Blatt der Pflanze erhält man ca 150 ml fertigen Saft, was allein schon den Preis guter Produkte rechtfertigt. Bei einer Creme oder einem Produkt für die äußére Anwendung sollte man darauf achten, dass bei der Auflistung der Inhaltsstoffe Aloe vera als erstes genannt wird, denn nur dann ist auch eine ausreichende Menge enthalten.

Trotzdem bestellte ich die ersten drei Produkte – ein Feuchtigkeitsgel, eine Fettcreme (könnte ich mir zur Not auf die Füße schmieren) und einen Hautspray. Bei der nächsten Juck-Attacke griff ich nach genau diesem Spray und was dann passierte, war einfach so verblüffend, dass es mir kurz die Sprache verschlug: Der Juckreiz, eben noch quälend, legte sich innerhalb einer Minute. Ermutigt begann ich in den nächsten Tagen zu experimentieren, ließ mir nach und nach alle Produkte kommen bis hin zu Zahnpasta und Lidschatten – mit allem machte ich die gleichen positiven Erfahrungen. Vielleicht würde es sich ja wieder als Eintagsfliege entpuppen, trotzdem stand mein Entschluss fest, ich würde dieser seltsamen Pflanze, von der alle alten Kulturen und Heiler rund um den Globus mit so viel Ehrfurcht sprachen, eine Chance geben.

Meine Haut reagierte wie diese berühmten Zeitrafferaufnahmen in Naturfilmen – „die Wüste lebt". Am liebsten hätte ich alle Cremen mit dem Löffel gegessen. Das tat ich zwar nicht gerade, aber zusätzlich zur äußeren Anwendung gab es ab sofort täglich auch meine Portion Aloe-Saft von innen.

Bereits im Februar konnte ich wieder an etwas anderes denken als an einen ununterbrochenen Juckreiz, mein Hautzustand besserte sich ständig. Einen kleinen Rückfall gab es während eines Urlaubs mit meinen Kindern am Meer, wieder einmal hervorgerufen durch gechlortes Wasser im Hotel Swimmingpool. Aber ich ließ nicht locker. 10 Monate nach der ersten Anwendung war Juckreiz kein Thema mehr, genau 14 Monate war auch der letzte Rest eines Ekzems verschwunden.

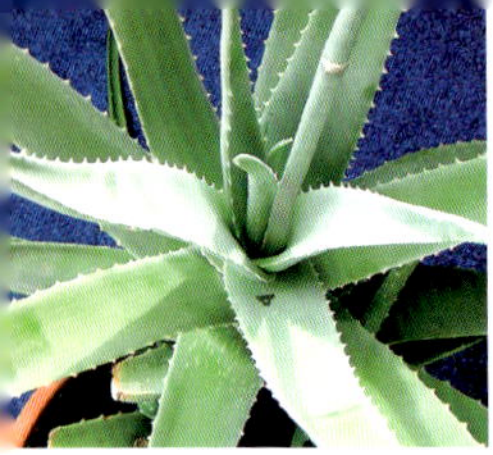

Was kann die Naturheilkunde noch?

Das nachfolgende Kapitel erhebt selbstverständlich keinen Anspruch auf Vollständigkeit, dies wäre bei der Fülle der Angebote und Methoden, die die Naturheilkunde heute anbietet, auch gänzlich unmöglich. Ich möchte auch gleich zu Beginn eine Warnung aussprechen:

Immer, wenn bei einer Krankheit die Verzweiflung groß genug ist, ist man besonders empfänglich für alles, was einem irgendwie und von irgendwem angeboten wird. Dies ist menschlich verständlich. Dennoch ist gerade auf dem Gebiet der Naturheilkunde und der damit vielfach kombinierten Heilaussagen Vorsicht geboten, oft nicht, weil die Methode an sich schlecht wäre, sondern weil die Person, die dahinter steht, nicht über eine wirklich fundierte Ausbildung verfügt, manchmal nur das schnelle Geld machen will oder nur wenig Erfahrung mitbringt. Jede Methode ist aber nur so gut wie die Person, die sie anwendet. Wenn Sie daher neugierig auf eine Behandlungsform geworden sind, erkundigen Sie sich gut über die Voraussetzungen, die der oder die Behandler/in mitbringt.

Folgende Punkte sollten Sie hinterfragen:

- Wie lange wendet die Person diese Methode schon an?
- Welche Ausbildung steckt dahinter?
- Ganz wichtig: ist dieser Mensch mir und/oder meinem Kind sympathisch?

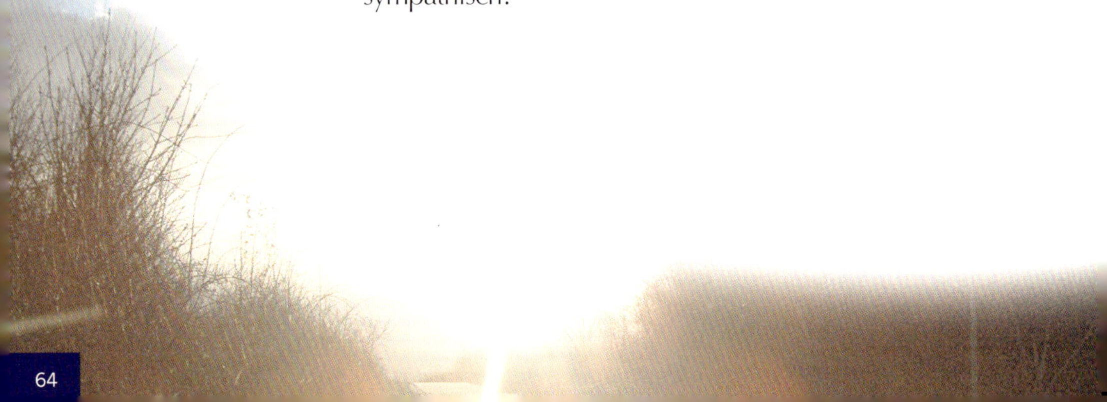

- Gibt es Erfahrungsberichte?
- Gibt es vielleicht Referenzen, Personen, bei denen ich mich erkundigen kann?
- Ist es im Behandlungsraum sauber und „appetitlich“?
- Lässt die Person auch andere Meinungen gelten?
- Kann sie ihre Methode gut erklären?

Vorsicht ist auf jeden Fall geboten, wenn

- andere begleitende Methoden rigoros abgelehnt werden,
- auf andere Behandler, besonders auf „die Schulmedizin“ generell geschimpft wird,
- unrealistische Versprechungen gemacht werden,
- man schon zu Beginn eine größere Summe deponieren muss,
- der Behandler keine Ausbildung nachweisen kann, sondern sein Wissen auf „Intuition“ oder „göttlicher Eingebung“ beruht (auch göttliche Eingebung hindert nicht an einer soliden Basisausbildung)
- sich der Behandler nicht ausreichend Zeit nimmt für ein umfassendes Erstgespräch
- wenn ganz offensichtlich der Verkauf irgendwelcher Produkte oder Geräte im Vordergrund steht.

Ein guter Therapeut kennt und akzeptiert auf jeden Fall Grenzen – seine eigenen und die der angewandten Methode – und ist auch bereit, Sie an einen Kollegen zu verweisen, wenn er selbst auf einem Gebiet nicht so fit ist.

Aus Sicht der Naturheilkunde gibt es genau genommen keine Hautkrankheiten, sondern nur Krankheiten, die sich über die Haut ausdrücken. Neurodermitis ist eine Erkrankung

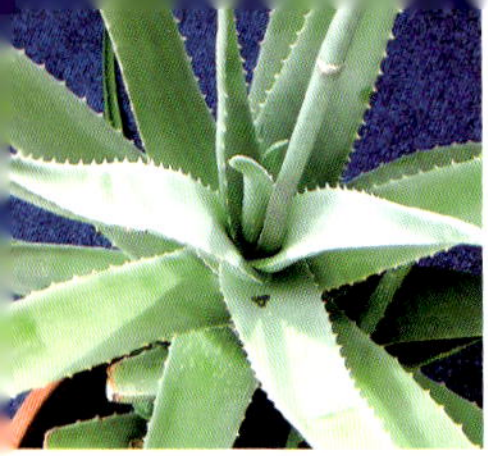

des Menschen in seiner Umwelt, mit einer Neigung, seelische Spannungen über die Haut auszutragen. Je nach Ansatzpunkt behandeln die verschiedenen Verfahren daher auch die Haut als Entgiftungsorgan, stärken generell das Immunsystem, unterstützen den Körper bei seinem Kampf gegen Allergie auslösende Stoffe oder helfen der Seele, sich nicht weiter „aufzukratzen".

Nachfolgend ein geraffter Überblick über einige der angebotenen Methoden:

Bachblüten:

Es war der Wunsch Dr. Edward Bachs, seine Blütentherapie allen Menschen zugänglich zu machen, sozusagen als „seelische Hausapotheke", um Krankheiten vorzubeugen.

Unser Leben wird von sehr vielen äußeren und inneren Faktoren beeinflusst, eine Vielzahl von Reizen stört unser inneres Gleichgewicht. Es sind nicht nur Erwachsene von der Reizüberflutung betroffen und reagieren mit psychosomatischen Erkrankungen (wie Magen-, Herz-, Kreislauf- oder Hauterkrankungen ohne organische Ursache). Auch Kinder leiden unter dem Leistungsdruck in der Schule, unter Krisen in der Familie (z.B. Arbeitslosigkeit, Trennung der Eltern) oder sind durch Fernsehen, Computer und andere Medien überfordert und reagieren mit Verhaltensauffälligkeiten und -störungen, bis hin zu körperlichen und seelischen Erkrankungen.

Geht nun durch äußere oder innere Umstände das seelische Gleichgewicht verloren und Gerät die innere Harmonie aus der Balance, kann eine Krankheit auf körperlicher Ebene ausbrechen. Die Bach-Blüten wirken durch ihre energetischen Schwingungen als Katalysator zwischen der körperlichen, geistigen und seelischen Ebene. Sie helfen so, das innere Gleichgewicht wieder herzustellen, energetische

Blockaden zu lösen und Krankheiten vorzubeugen. Dr. Bach spricht von „negativen Seelenzuständen", die durch die Blüten nicht bekämpft, sondern ausgeglichen und harmonisiert werden. Die Bach-Blüten unterstützen die Selbstheilungskräfte und wirken ganzheitlich, ähnlich wie die Homöopathie, also auf Seele, Geist und Körper.

Bioresonanz:

Die Bioresonanz-Therapie (BRT) ist ein so genanntes energetisches Behandlungsverfahren. Sie wurde in ihren Grundlagen 1977 durch den Arzt Franz Morell und den Elektronikingenieur Erich Rasche entwickelt (anfangs auch MORA-Therapie genannt). Diese gingen davon aus, dass die Körperzellen erfassbare elektromagnetische Signale abgeben, die ihrerseits im Gewebe Schwingungen bewirken. Sie waren der Ansicht, dass jeder Mensch ein ganz eigenes Schwingungsspektrum hat, das sich aus gesunden, also harmonischen, und krankhaften, disharmonischen Schwingungsanteilen zusammensetzt. Der Ansatz der Bioresonanz-Therapie ist es, diese elektromagnetischen Schwingungen zu erfassen und in ein spezielles Therapiegerät zu leiten, wo sie nach harmonischen und disharmonischen Schwingungen getrennt werden. Das Gerät löscht dann die krankhaften Schwingungen beziehungsweise wandelt sie in harmonische um und sendet sie zurück an den Körper, der daraufhin seine Regulations- und Selbstheilungskräfte wieder aktivieren kann.

Schüßler Salze:

Schüßler-Salze sind eine naturheilkundliche Therapieform, deren angenommener Wirkmechanismus mit dem allgemein anerkannten Wissensstand von Medizin und Physiologie nicht zusammenpasst. Die Wirksamkeit der Schüßler-Salze wie auch die der Homöopathie ist im klassisch naturwissenschaftlichen, d. h. schulmedizinischem Verständnis nicht nachgewiesen.

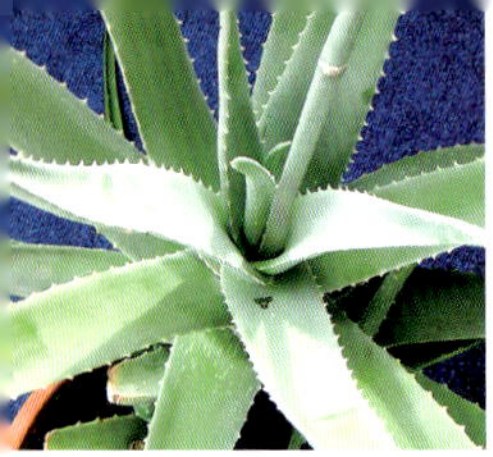

Der homöopathische Arzt Wilhelm Heinrich Schüßler (1821 - 1898) veröffentlichte in der „Allgemeinen Homöopathischen Zeitung" im Jahre 1873 einen Artikel mit der Bezeichnung „Eine abgekürzte Homöopathische Therapie", in dem er eine Therapieform namens „Biochemische Heilweise" vorstellte. Seine Abkürzung bestand darin, dass er statt der ca. 1000 Mittel in der Homöopathie nur 12 Salze (Salze heißt einfach nur „Mineralstoffe"), „Schüßler-Salze" genannt, zur Therapie von fast allen Krankheiten für ausreichend hielt.

Schüßler ging davon aus, dass Krankheiten auf der Grundlage gestörter biochemischer Prozesse entstehen. Er nahm an, dass Krankheiten zu einem großen Teil auf der Grundlage eines „gestörten Mineralhaushaltes" entstehen, wobei das Fehlen eines bestimmten Minerals den gesamten Stoffwechsel beeinträchtigt. Der gedankliche Ansatz der Schüßler-Therapie ist es nicht, die fehlenden Salze zuzuführen - es handelt sich also nicht um eine Substitutionstherapie. Vielmehr sollen die Schüßler-Salze einen „Reiz" für den Organismus darstellen, das fehlende Mineral besser aus der Nahrung aufzunehmen. Die Methode ist also dem Bereich der Regulationsmedizin zuzuordnen.

Schüßler erklärte, dass sein Heilverfahren „kein homöopathisches" sei, weil es nicht auf dem von Samuel Hahnemann propagierten Simile-Prinzip (Ähnliches kann durch Ähnliches geheilt werden) beruhe, sondern auf physiologisch-chemische Vorgänge im menschlichen Organismus zurückzuführen sei. Die Mittel werden aber nach homöopathischer Regel verdünnt, d. h. durch Schütteln, Reiben oder Zerkleinern, und haben entsprechende Verdünnungsbezeichnungen (D 1 = 1:10, bzw. die meisten biochemischen Tabletten sind D6 = 1:1000000 oder D12 = 1:1000000000000 verdünnt). Die niedrigen Dosen sollen vom Körper leichter resorbiert werden können. Die Einnahme soll nach 30 Minuten wiederholt werden.

Die „Biochemie nach Schüßler" ist hauptsächlich durch die Heilpraktiker als Therapieform erhalten geblieben. Sie wird in Fachschulen gelehrt und viele Heilpraktiker arbeiten täglich in der Praxis mit diesen Mitteln. Vor der gesetzlichen Festschreibung der Berufsbezeichnung Heilpraktiker (1939) wurde Schüßlers Lehre wesentlich durch Laienbewegungen verbreitet, der erste „Biochemische Verein" wurde 1885 in Oldenburg gegründet. 2004 gibt es allein in Deutschland etwa 70 Biochemische Vereine, weitere im Ausland. Auch heute werden die Schüßler-Salze sehr gerne von interessierten Laien für leichtere Krankheitsbilder angewendet.

Lichttherapie:

Bei der Licht- oder Phototherapie macht man sich die positiven Eigenschaften des Sonnenlichtes zunutze. Naturärzte setzen eine gezielte Bestrahlung mit Sonnenlicht als Heilmethode ein: Menschen mit Hautkrankheiten, Gemütsleiden, Schlafstörungen oder Rachitis (»Englische Krankheit«) können von einer Lichttherapie profitieren.
Man hat festgestellt, dass das Sonnenlicht das psychische Befinden wohltuend beeinflusst. Es stimuliert die Bildung von körpereigenen Substanzen, die Schmerz hemmend wirken. Die Hirnanhangdrüse wird angeregt, der Blutdruck wird gesenkt und das Immunsystem gestärkt. Diese Eigenschaften nutzt man bei einem Sonnenbad aus.
Je nach Krankheitsbild wird entweder die Bestrahlung mit UV-Licht oder mit weißem Licht empfohlen. Beim weißen Licht werden die UV-Strahlen herausgefiltert. Jedes Sonnenbad dauert etwa zehn Minuten und wird zweimal täglich durchgeführt. Die Therapie erstreckt sich über einen längeren Zeitraum. Die Bestrahlungsdosis wird regelmäßig in kleinen Schritten von etwa fünf Minuten gesteigert. Bei der Therapie mit Licht oder Sonne muss dem Körper ausreichend Flüssigkeit zugeführt werden.

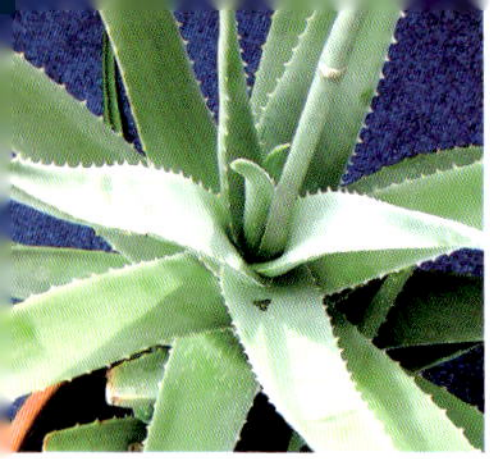

Homöopathie:

Der Begriff Homöopathie stammt aus dem Griechischen „homoion" (= ähnlich, gleich) und „pathos" (= Leiden, Krankheit).

Substanzen oder Medikamente, die in hoher Dosierung eine ähnliche Krankheit verursachen würden, werden aufbereitet und in wesentlich kleinerer Menge verabreicht. Durch Anregung der körpereigenen Abwehrkräfte wird der Körper bei der Heilung unterstützt. Die Homöopathie ist eine Reiz- und Regulationstherapie.

Somit wird „Ähnliches durch Ähnliches geheilt" (lat. „similia similibus curentur")

Schon Hippokrates in vorchristlicher griechischer Zeit und Paracelsus im Mittelalter machten sich diese „Ähnlichkeitsregel" bei ihren Heilmethoden zu Nutze. Wieder entdeckt und erheblich durch Forschungen und Selbstversuche ausgebaut wurde das homöopathische Prinzip von Samuel Hahnemann vor mehr als 200 Jahren.

Ausleitungsverfahren:

Die verschiedenen Arten von Ausleitungsverfahren gehen auf den griechischen Arzt Hippokrates (um 400 v. Chr.) zurück, der im Zustand der Gesundheit die richtige Mischung der Körpersäfte sah. Krankheit war demzufolge eine falsche Mischung. Mit Hilfe von ausleitenden Verfahren kann die gesunde Mischung wieder hergestellt werden. Falsche Mischungen entstehen durch ein Zuviel an schädlichen Stoffen oder ein Zuwenig an körperlich nötigen Stoffen. Eine einseitige Ernährung lässt oft ein Ungleichgewicht zwischen den Säften entstehen. Auch Funktionsschwächen von Nieren, Leber, Haut, Lunge und Darm sind Ursachen. Der Körper und seine Organe sind dann nicht mehr in der

Lage, die im Körper abgelagerten Giftstoffe abzuleiten. Heilpraktiker diagnostizieren Art, Ort und Schweregrad der Blutentmischung, um ein Ableitungsverfahren vorzuschlagen. Ausleiten heißt freimachen von Giften, Schad- oder Schlackenstoffen, um den Körper aufnahmefähig zu machen für die naturheilkundliche Therapie. Ausleitungsverfahren sind z. B.: Aderlass, Baunscheidtverfahren, Blutegeltherapie, Cantharidenpflaster, Schwitzbäder, Schröpfverfahren. Sie gehören zu den Klassischen Naturheilverfahren.

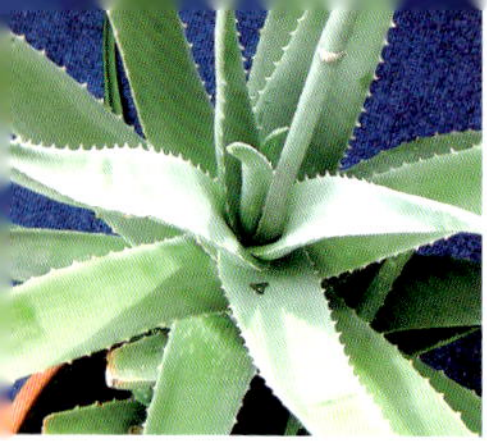

Und die Seele?

Unsere Haut ist sozusagen eines der größten „Kontakt"organe, mit dem wir ständig mit unserer Umwelt in Verbindung stehen. Würde man uns buchstäblich „das Fell über die Ohren ziehen", kämen wir aufgespannt auf volle 2 qm. Diese Kontaktaufnahme ist aber keine Einbahnstraße, sondern funktioniert auch in der umgekehrten Richtung als Abgrenzung.

Ich bin ganz fest davon überzeugt, dass uns jede Krankheit etwas sagen, auf etwas aufmerksam machen will. Nur leider hören wir nur selten hin, denn was wir da erfahren würden, ist nicht immer angenehm. Man könnte auch sagen: Unsere Krankheit möchte uns mit der Nase darauf stoßen, etwas in unserem Leben zu verändern.

Oder wie es Dr. Edward Bach ausgedrückt hat:

„Krankheit ist einzig und allein korrektiv, sie ist weder rachsüchtig noch grausam, vielmehr ist sie ein Mittel, dessen sich unsere Seele bedient, um uns auf unsere Fehler hinzuweisen, um uns davor zu bewahren, größeren Irrtümern zu verfallen, um uns daran zu hindern, größeren Schaden anzurichten und uns auf jenen Pfad der Wahrheit und des Lichts zurück zu führen, den wir nie hätten verlassen sollen."

Veränderungen, wenn sie denn wirklich etwas bewirken sollen, sind aber fast immer schmerzhaft, vielleicht sogar schmerzhafter als die Krankheit, unter der wir so leiden. Wir können aber nirgends im Leben erwarten, dass wir andere Ergebnisse mit den gleichen Verhaltensweisen bekommen. Und eine Verhaltensänderung ist nicht der Austausch eines Nahrungsmittels durch ein anderes, da machen wir es uns zu einfach.

Nein, ich rate Ihnen jetzt nicht, sich scheiden zu lassen und als freischaffende/r Maler/in auf eine Karibikinsel zu ziehen. Das ist unrealistisch, ganz abgesehen davon, dass Sie wahrscheinlich bei dieser Flucht Ihr Problem mitnehmen würden. Aber vielleicht ahnen Sie ja ohnehin schon seit langem, was Ihnen Ihre ganz persönliche Krankheit sagen will?

Neurodermitis ist eine Erkrankung, die ganz offensichtlich mit einem überempfindlichen Abwehrsystem zu tun hat. Ihre Haut beschützt Sie mehr als andere Menschen. Das ist auch etwas Positives, denn man könnte auch sagen: Ihr Körper passt gut auf Sie auf. Interessant ist in diesem Zusammenhang eine Studie, nach der Neurodermitiker nur selten an einem bösartigen Tumor erkranken. Ein in der Nacht bellender Schäferhund ist nicht unbedingt angenehm, aber wenn dieser Schäferhund Einbrecher verscheucht oder Ihr Kind beschützt, sieht die ganze Sache schon wieder anders aus.

Und vielleicht stellen Sie sich einfach mal ein paar Fragen, die Sie nur sich selbst beantworten müssen:

- Wovor möchte ich mich beschützen? Was wehre ich ab?
- Wie steht es um meine Kontaktfähigkeit?
- Bekomme ich genug Streicheleinheiten?
- Was in mir will hinaus an die Oberfläche und durchbricht daher meine Hülle?
- Was „juckt" mich in Wirklichkeit
- Und vielleicht das Wichtigste:

  Muss ich denn immer funktionieren?

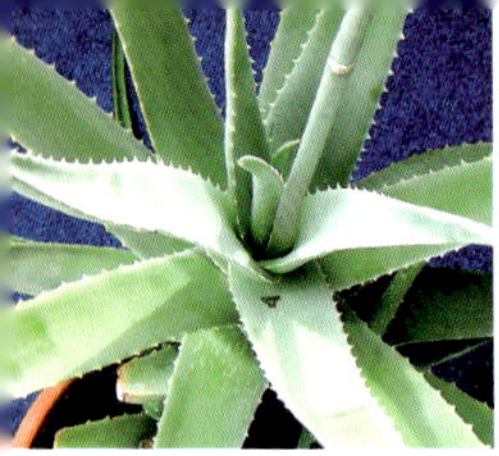

Ohne unsere Krankheit würden wir vielleicht manche Dinge nicht bekommen – Zuwendung, Streicheleinheiten, Mitleid, Liebe, vielleicht aber auch einfach nur die Ruhepausen im Alltag, ohne dass wir ein schlechtes Gewissen haben müssen.

Vielleicht hilft Ihnen dieser Ansatz, dass Sie nicht immer funktionieren müssen und dass Ihnen Liebe auch ohne Gegenleistung zusteht. Vor allem aber ohne Neurodermitis.

Mein Weg – die Tipps dieses Buches in Kurzform

Ich habe Ihnen in diesem Buch wie immer nichts empfohlen, was ich nicht selbst ausprobiert habe. Seien Sie trotzdem kritisch. Mein Weg ist vielleicht nicht Ihr Weg, vielleicht kann ich Sie auch nur ein kurzes Stück begleiten, aber ich hoffe, dass Sie viele Anregungen finden konnten, diesen Ihren eigenen Weg zu finden und dann konsequent zu gehen.

Hier nochmals in Kurzform, was mir schließlich geholfen hat:

1. Ich habe meine Ernährung konsequent umgestellt, ohne dabei in einen strengen Diät-Fanatismus zu verfallen. Was mir schmeckt, esse ich, manchmal auch kleine Sünden, aber ich sorge für einen Ausgleich, wenn es nicht anders geht auch mit Nahrungsergänzungsprodukten. Insgesamt orientiere ich mich dabei an der mediterranen Küche und lasse allzu exotische Nahrungsmittel einfach weg.

- Ein guter Eiweiß-Shake auf pflanzlicher Basis (Ich bevorzuge Soja) täglich.
- Ausreichende Mengen an Vitaminen, vor allem Vitamin C und E, Betakarotin und alle B-Vitamine
- 500 mg Omega-3-Fett-säuren in Form einer Kapsel am Abend
- Bienenprodukte, (bitte nicht bei Allergien!). Vor allem Gelee Royal lutsche ich auch heute noch in Stresszeiten gern.
- Viel frisches Obst und Gemüse, so naturbelassen wie möglich. Statt des üblichen Frühstücks habe ich mir angewöhnt, bis am späten Vormittag Obst und Eiweiß-Shakes zu mir zu nehmen, um den Körper bei seiner Entgiftungsarbeit nicht zu stören.
- Täglich 50-100 ml reinen Aloe-Saft (ich bevorzuge die Einnahme am Abend)

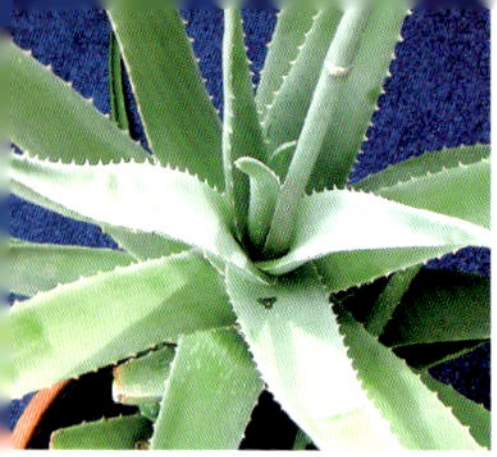

2. Ich habe bis zur völligen Ausheilung konsequent alle chemischen Pflege- und Putzmittel aus meinem Haushalt verbannt und auf Naturprodukte auf Aloe-vera-Basis umgestellt. Heute, 3 Jahre später, kann ich damit schon etwas lockerer umgehen. Trotzdem kommt mir auf meine Haut kein Produkt mehr mit einem hohen Paraffinanteil. Ich vermeide auch reine Fette und Öle und benutze Produkte, die auch einen hohen Anteil an Feuchtigkeit spenden.

3. Die von allen empfohlenen und gepriesenen Bäder, ob mit Salz aus dem Toten Meer oder mit rückfettenden Substanzen habe ich gemieden und stattdessen nur lauwarm geduscht. Auch heute verwende ich dazu nur natürliche Seife, die den Säuremantel der Haut nicht zerstört. In der akuten Phase halfen mir oft lauwarme Handbäder oder Umschläge mit einem Zusatz von Kaliumpermanganat aus der Apotheke. Gemieden habe ich auch Chlorwasser in Swimmingpools oder im örtlichen Schwimmbad (Das vertrage ich auch heute noch sehr schlecht!)

4. Keine größeren Temperaturschwankungen, also keine langen Sonnenbäder, während der Extremphase keine Sauna, keine Spaziergänge an sehr kalten Wintertagen und dann in überheizte Räume, keine heißen Bäder oder Duschen (nur lauwarm). Im Sommer verwende ich vorbeugend einen sehr hohen Sonnenschutzfaktor mit gleichzeitig gutem Pflegewirkstoff, auch wenn ich nur kurz „bummeln“ gehe.

5. Während der Hochblüte habe ich nachts Baumwollhandschuhe getragen, um nicht unkontrolliert zu kratzen, später, nachdem ich es entdeckt hatte, mit einer dicken Schicht Aloe-Lotion darunter. Um mich nicht ständig selbst irgendwo zu infizieren, halte ich meine Nägel immer sehr kurz geschnitten und sauber, keine Nagellacke.

6. Ich habe mir einen körperlichen und seelischen Ausgleich zu meinem Beruf gesucht – bei mir war es das Reiten bis hin zum eigenen Pferd. (Bei einer Tierhaarallergie natürlich nicht zu empfehlen.)

7. Bevor ich die Aloe vera als „Anti-Juckmittel" entdeckt habe, hatte ich immer ein nicht weichgespültes Handtuch in der Nähe und habe damit nur auf die juckenden Stellen gedrückt. Auch ein „Coolpack" hat sich bewährt. In Extremsituationen habe ich mir Umschläge gemacht. Statt Händewaschen Babyöltücher.

8. Bei meiner Kleidung habe ich darauf geachtet, nur Stoffe zu kaufen, die ich gut vertragen habe – keine Kunstfaser, aber auch nichts aus Wolle. In meinem Fall musste ich besonders im Winter bei den Handschuhen aufpassen. Hier kam nur Leder in Frage. Ich bin auch heute noch empfindlich bei meiner Garderobe, wobei die Verträglichkeit nicht immer nur mit „Natur" oder nicht zu tun hat. Leinen beispielsweise vertragen viele Allergiker nicht. Ich kleide mich auch heute eher „luftig", auch an Wintertagen, weil ich Kälte einfach immer noch besser vertrage als Hitze.

9. Ich habe die Hintergründe meiner Krankheit erforscht und was sie mir sagen will. Da ich zu diesem Zeitpunkt fast ausschließlich von meinen Händen gelebt habe, habe ich überlegt, was ich denn noch gut kann, wozu ich die Hände nicht brauchen würde. (Unter anderem Bücher schreiben!) Das hat die Existenzangst etwas gemildert und damit den zusätzlichen Druck. Ich habe mir immer wieder vorgesagt, dass mein Körper es gut mit mir meint und einfach übertrieben auf mich aufpasst. Dabei helfen mir auch heute noch „Bach-Blüten" sehr gut.

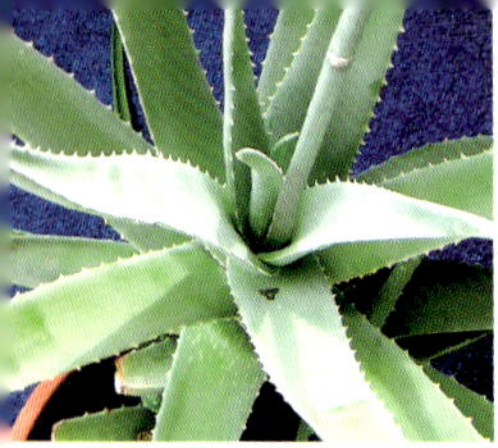

10. Und – ich nehme mir heute mehr Zeit für mich und gestehe mir zu, einfach nur faul zu sein, es nicht allen Menschen Recht zu machen und nicht von allen geliebt zu werden.

Es wäre schön, wenn dieses Buch und die Schilderung meines ganz persönlichen Weges Ihnen Mut gemacht hätte, auch Ihren Weg zu suchen. Ich bin sicher, Sie schaffen das.

Ich würde mich freuen, wenn ich von Ihnen hören würde.

Passen Sie gut auf sich auf,

herzlichst

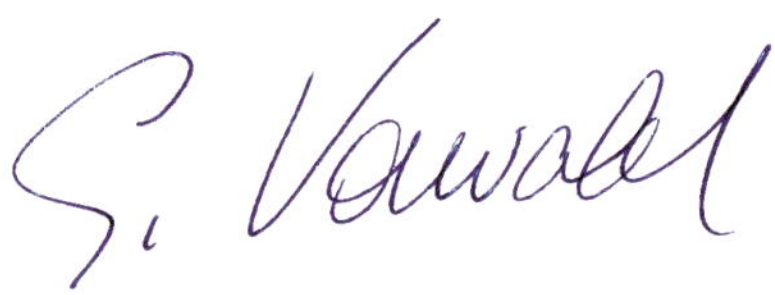

Impressum

ISBN 3-902447-14-1

Autorin: Gabriela Vonwald
Lektorat: Helene Schießl
Layout & Grafik: Claus Zinner,
e-mail: claus@impulsdesign.at
Fotos: Privat
Druck: Point
Verlag: Kral Verlag - Anton Kral GmbH,
Inh. Robert Ivancich
Kennedyplatz 2, A-2560 Berndorf
Tel.: 0043 (0)2672-82236, Fax: 0043 (0)2672-82236-4
e-mail: buch@kral-berndorf.at
Internet: www.buchpartner.at

Erschienen in Berndorf, 2006.
Alle Rechte vorbehalten.